¿Soy yo normal?
Filias y parafilias sexuales
¿Qué es la normalidad en el sexo? Lo que se sale de ella, ¿es una parafilia, una perversión, una depravación, o un comportamiento sexual alternativo, no normativo? ¿Hablamos de transgresión, de romper tabúes, de ir más allá de los códigos morales, incluso legales? Este libro explora, a partir de reflexiones, experiencias e investigaciones de campo, el sadomasoquismo, el fetichismo, el exhibicionismo, el voyeurismo, el bondage, el spanking, el sexo kinky, la fantasía de violación, el incesto, la pederastia, la pedofilia, la zoofilia, el bugchasing, la necrofilia... Lo que se plantea aquí es que es necesario refundar la idea de perversión erótica desde otra mirada, sin moralismo ni patologización.

¿Soy yo normal?

Luisgé Martín

¿Soy yo normal?

Filias y parafilias sexuales

editorial anagrama

Primera edición: febrero 2022

Diseño de la colección: lookatcia.com

© Luisgé Martín, 2022
  Representado por la Agencia Literaria Dos Passos

© EDITORIAL ANAGRAMA, S. A., 2022
  Pau Claris, 172
  08037 Barcelona

ISBN: 978-84-339-1659-4
Depósito Legal: B. 1137-2022

Printed in Spain

Liberdúplex, S. L. U., ctra. BV 2249, km 7,4 - Polígono Torrentfondo
08791 Sant Llorenç d'Hortons

Luis García Berlanga recordaba, en un prólogo que hizo para la *Psychopathia sexualis* de Richard von Krafft-Ebing, cómo en las últimas décadas del siglo XIX «hubo gente que desarrolló una fijación respecto a los *wagons-lits,* y se aficionó tanto a los cambios de aceleración y al movimiento, que solo conseguía hacer el amor convenientemente en los trenes». Hasta tal punto, parece ser, que los burdeles de lujo de París y de Viena comenzaron a ofrecer reproducciones exactas de los compartimentos de tren, con sus vibraciones y sus sonidos de viaje.

Hace unos años, en una tribu urbana gay de Nueva York que se reconocía devota del director de cine John Waters, se puso de moda una filia sexual más extravagante aún que la ferroviaria: los adeptos se sometían a una operación quirúrgica para sustituir la piel del escroto por una membrana plástica flexible y transparente, una especie de piel sintética a través de la cual se podían ver en funcionamiento los testículos, los epidídimos seminales y las redes venosas durante el acto sexual. Esa apariencia genital les excitaba, les despertaba las furias sensuales que hay detrás de cualquier deseo erótico.

La psiquiatría, la psicología y la literatura llevan muchas décadas intentando discernir si los individuos que tienen gustos sexuales tan diferentes a la norma padecen algún tipo de trastorno. Si hay algo en su cerebro o en sus glándulas que les convierte en seres peligrosos, en degenerados o incluso en psicópatas.

La sexualidad ha sido siempre considerada como un aviso de la naturaleza humana: de sus mansedumbres y también de sus vicios. Los más ortodoxos tienen costumbres eróticas vulgares que son espejo de su docilidad, de su falta de inventiva y de su miedo a la transgresión. Los heterodoxos, en cambio, se sienten atraídos por experiencias sexuales excéntricas que en algunas ocasiones son difíciles de comprender desde el análisis racional.

Como sabemos bien, la simple homosexualidad era considerada todavía hace pocas décadas un trastorno o una enfermedad. En 1973, la American Psychiatric Association la eliminó de su manual diagnóstico como psicopatología. Estuvo penalizada en España hasta 1979 y en el Reino Unido hasta 1982. Y hasta 1990 la Organización Mundial de la Salud no la borró de su relación de enfermedades.

Pero incluso la masturbación, la felación o el *cunnilingus* han sido históricamente prácticas *desviadas* y demoníacas. Podemos imaginar, por tanto, la valoración social que se hacía de la zoofilia, el travestismo, los instintos sádicos o masoquistas y los fetichismos de diversas clases. Quedaban todos ellos enterrados en la cripta de las depravaciones. «Corrupción», «vicio», «degeneración», «descarrío», «perversión» o incluso «crimen» eran las palabras que servían para definirlos. Y, por supuesto, «pecado», puesto que la religión siempre ha dictado el código moral de las alcobas y ha establecido lo que era permisible y lo que era inaceptable. Lo permisible, en líneas generales, ha estado inexcusablemente ligado al sexo reproductivo, interpretando que Dios había creado el mecanismo del placer solo para santificar la procreación.

El psiquiatra alemán Krafft-Ebing, en 1886, fue el primero que hizo un intento científico de acercarse a los comportamientos sexuales heterodoxos en su obra *Psychopathia sexualis*, que recoge 238 casos clínicos. No desaparece en él la mirada moral y reprobatoria, pero trata de emplear un método frío de análisis, investigando en los pacientes sus antecedentes familiares y sus anomalías orgánicas como posibles orígenes del trastorno.

Wilhelm Stekel, ferviente seguidor de Sigmund Freud, estudió en profundidad el onanismo, el sadismo, el masoquismo y sobre todo el fetichismo en *Desórdenes del instinto y del afecto*. Es en esa obra en la que se acuña el término *parafilia* para hablar de estos comportamientos, marcando algunas de las pautas de investigación que se seguirán a partir de entonces.

El checo-canadiense Kurt Freund estudió en profundidad el exhibicionismo, el voyerismo y la pedofilia, pero su importancia radica sobre todo en ser el padre de la sexología experimental. A mitad del siglo pasado, Freund comenzó a usar el pletismógrafo peniano, un aparato conectado a los genitales masculinos que podía medir los flujos sanguíneos –y por lo tanto la excitación real– cuando un individuo era expuesto a imágenes o a estímulos eróticos de cualquier tipo. Uno de los mayores problemas de la sexología es que investiga actos que se producen casi siempre en la intimidad y que tienen una reputación social discordante, de modo que su rigor científico depende en buena medida de la confiabilidad de testimonios subjetivos. Y la sexualidad es, como se sabe, uno de los asuntos más cargados de secretos y de mentiras. Poder medir los impulsos orgánicos objetivamente, sin la necesidad de una confesión, supuso un avance singular.

En la segunda mitad del siglo xx se fue relajando el juicio social de la sexualidad. El feminismo, la liberación de los años sesenta y el movimiento gay –todos ellos entrecruzados– fueron logrando que desapareciera la censura moral y que se resquebrajara el concepto de normalidad erótica.

El *Manual diagnóstico y estadístico de los trastornos mentales*, de la American Psychiatric Association, que sigue marcando el canon clínico en todo el mundo, conserva nueve clases de parafilias: el exhibicionismo, el voyerismo, el sadismo, el masoquismo, el frotteurismo, el travestismo, la pedofilia, el fetichismo y una última categoría de cajón de sastre que recoge las parafilias no especificadas de otro modo (PNOS, *paraphilia not otherwise specified)*. Pero en su última edición, de 2013, hace por primera vez una distinción que va al núcleo mismo del conflicto: diferencia entre comportamiento y trastorno del comportamiento. Es decir, antes consideraba parafilia al masoquismo sexual y ahora considera parafilia al trastorno del masoquismo sexual, reconociendo expresamente que no basta con ser masoquista para tener un diagnóstico de trastorno mental. Podríamos decir que hay masoquismos saludables y masoquismos patológicos.

¿Dónde radica la diferencia? Para que se produzca la patologización es necesario que el individuo sienta angustia personal por culpa de sus intereses sexuales (una angustia íntima, no derivada de la condena social). O, también, que sus deseos involucren la angustia psicológica, una lesión o incluso la muerte de otro individuo que no esté en disposición de dar su consentimiento. No es malsana la conducta en sí, sino la conducta que causa daño. O dicho en otras palabras: no hay ninguna conducta sexual –con la excepción de la pedofilia, que nunca tiene un objeto sexual libre y consciente– que resulte condenable. El único principio que rige es el del placer.

La anormalidad

Los caminos del placer son complejos y abundantes, lo que dificulta en ocasiones la comprensión y la tolerancia social. La *normalidad* tiene a menudo un sentido moral, pero también tiene un sentido meramente estadístico. Es decir, en ocasiones se refiere a los valores predominantes de una cultura o una religión, y expulsa a todos aquellos cuyo placer los cuestiona o los invalida. Es lo que ha ocurrido históricamente en todo el mundo con el placer de las mujeres y de los homosexuales, que hace flaquear los cimientos del patriarcado clásico. Pero hay otros modelos de placer que desconciertan y que resultan por lo tanto difícilmente comprensibles para un individuo *normal*.

Hace algunos años me presentaron a un hombre que en sus relaciones sexuales utilizaba insectos. Tenía botes con hormigas, escarabajos, gorgojos o incluso cucarachas, y los empleaba para masturbarse o para follar con las mujeres que aceptaban esa práctica. Le gustaba verlos sobre el cuerpo desnudo e introducirlos en la vagina o en el ano de sus parejas antes de penetrarlos él.

La mujer que me lo presentó había sido su novia y había terminado separándose de él a causa de sus gustos sexuales. Al parecer, en las primeras semanas habían tenido una relación erótica convencional. Al cabo de ese tiempo, cuando empezó a surgir el enamoramiento, él se atrevió a contarle su secreto. La mujer se resistió a introducir a los insectos en su relación, pero terminó aceptando aquella fantasía como un juego ocasional. Sintió asco y un poco de miedo por las posibles consecuencias infecciosas de la práctica. Pensó que a él se le pasaría ese deseo después de dos o tres experiencias, pero ocurrió al contrario: el hombre comenzó a perder la libido si no había insectos en los coitos, hasta llegar a la incapacidad de tener una erección. Como estaba enamorada, ella intentó encontrar una solución. Le convenció para que acudiera a un psicólogo. Él, que también estaba enamorado, accedió y estuvo varios meses en terapia. Sin embargo, no consiguió mejorar su vida sexual, sino, al contrario, dañarla aún más con la ansiedad. Siete meses después, la mujer decidió romper la relación. Desde entonces, el hombre –con quien aún mantenía una relación de amistad estrecha– había sido incapaz de encontrar una nueva pareja, y al parecer se había resignado a que su vida erótica se limitase a la masturbación y al contacto esporádico con algunas prostitutas que, por un buen precio, aceptaban el trato.

Esa parafilia, de la que yo nunca había oído hablar entonces, está perfectamente catalogada. Es la formicofilia, que además de los insectos puede incluir a pequeños animales como caracoles, gusanos o ranas.

Nunca llegué a hablar con ese hombre de sus gustos sexuales, pero supongamos que –como me dio a entender el relato de su antigua novia– no había sentido al principio ninguna aversión hacia su instinto. Supongamos que le parecía excitante y disfrutaba de ello. Supongamos incluso que se trataba de una persona asertiva e independiente de criterio que no se dejaba intimidar por las convenciones sociales. Sus gustos, en ese sentido, no eran parafílicos según la definición de la American Psychiatric Association, puesto que no comportaban angustia ni originaban daño de ningún tipo a otros.

Pero su rareza, primero, y su excepcionalidad estadística, después, le incapacitaban para vivir con normalidad. Tenía que separarse de aquellas personas a las que amaba y le resultaba extremadamente difícil encontrar a alguien con quien compartir una vida sexual plena. Es decir, sus gustos acababan siendo parafílicos, pues originaban angustia psicológica e insatisfacción sexual.

La mayoría de los lectores, incluso aquellos que se consideran a sí mismos abiertos de mente, insumisos y atrevidos, habrían reaccionado como la mujer y habrían abandonado al hombre formicofílico. La maleabilidad sexual y el gusto por la experimentación, que muchos llevan a gala, tienen unos límites más estrechos de lo que se cree. En consecuencia, algunos placeres se vuelven tormentosos porque no encuentran comprensión verdadera ni parejas sexuales adecuadas.

Podemos repasar algunas parafilias para comprender la dimensión colosal de este paisaje. Los emetofílicos sienten placer sexual en el vómito. Los vampiristas, en el contacto con la sangre. La lascivia de los agorafílicos –que no son necesariamente exhibicionistas– se desata con la actividad sexual en lugares públicos. Los menofílicos se excitan con la menstruación y los hemotigolágnicos con los tampones usados. Los saliromaniacos necesitan romper o manchar la ropa de su pareja. Los pungofílicos solo sienten placer cuando son pinchados. Los abasiofílicos únicamente gozan cuando su pareja es coja. Y los acromotofílicos concentran su deseo en personas con algún miembro amputado.

En muchos casos, estas parafilias no son excluyentes o paralizantes. No incapacitan a quienes las sienten para disfrutar de una sexualidad más común. Pero incluso cuando la pulsión no resulta amenazante o agresiva, limita la plenitud sexual de la persona si esta la reprime, o pone en riesgo su socialización si trata de integrarla en su vida. ¿Quién aceptaría con naturalidad convivir con un nosolágnico, que es aquel que siente excitación al saber que su pareja sufre una enfermedad terminal? ¿Y con alguien que se inflama sexualmente al ser enterrado vivo (talefílico) o al ser robado (harpaxofílico)?

Somos cada vez más capaces de respetar socialmente las sexualidades diversas, pero no de entenderlas y de compartirlas. Nos parece liberador que cada cual disfrute como quiera, pero no sentimos la necesidad –y mucho menos el deber– de experimentar esos placeres o de acompañar en ellos. Y, en el fondo, desconfiamos de alguien que tenga (que *sufra* o *padezca*, diríamos) una parafilia singular.

La causa de esta prevención es muy sencilla: sabemos que la sexualidad forma parte de la columna vertebral de nuestro temperamento y de nuestra misma existencia, y tendemos a creer que una parafilia de estas características no es algo aislado en la personalidad del sujeto. Es decir, llegamos a la conclusión –expresa o implícita– de que una persona que se excita con los tampones usados, por ejemplo, no tiene una salud mental modélica. No está *bien de la cabeza*. Podríamos trasladar a este contexto la vieja pregunta política de los Estados Unidos: ¿le compraría usted un coche de segunda mano a un coprofílico, que siente excitación con las heces y las incluye en los juegos sexuales? ¿Se acostaría con él? ¿Mantendría una relación sentimental?

Se trata de averiguar, antes que nada, si esa sospecha de trastorno general tiene fundamento. Si una parafilia extraña, excéntrica, conlleva desequilibrios emocionales o conductuales de cualquier tipo o, por el contrario, es completamente inofensiva en el resto de las facetas de la personalidad. Si es un síntoma de otros comportamientos escondidos o es simplemente un capricho, un placer, un juego lúdico que permanece encapsulado dentro de la arquitectura de la personalidad, sin influir en ningún otro elemento.

Y en este asunto es bueno comenzar averiguando qué sabe la ciencia y qué podemos especular luego a partir de ese conocimiento.

Lo que sabe la ciencia

En todos los aspectos importantes del comportamiento humano existe un debate sencillo que enfrenta a los biologicistas y a los constructivistas. Los primeros sostienen –simplificadamente– que nuestro comportamiento posee raíces biológicas. La musculatura, las hormonas o la conformación cerebral tienen, según ellos, una incidencia fundamental en la formación de nuestra identidad y nuestro carácter.

Los segundos, los constructivistas, piensan –también simplificadamente– que la conducta es resultado de nuestra educación y de los modelos sociales predominantes. El capitalismo, el comunismo, la publicidad o el heteropatriarcado –en trazos gruesos– son los que determinan nuestras ideas acerca del mundo y nuestras formas de enfrentarnos a él.

Dicho con otras palabras: según los biologicistas, estamos condenados como especie a ser como somos, salvo que introduzcamos modificaciones genéticas en nuestro organismo; según los constructivistas, podemos transformar nuestra conducta transformando el mundo en el que vivimos y los estímulos perniciosos que nos alimentan y educan (o maleducan). «No se nace mujer; se llega a serlo», fue la célebre consigna feminista de Simone de Beauvoir para definir el determinismo al que estaban siendo sometidas las mujeres en nuestra civilización.

Las corrientes filosóficas de la segunda mitad del siglo pasado han inclinado la balanza del pensamiento hacia el constructivismo, en sus diferentes versiones. Sin embargo, resulta imposible llegar a ninguna conclusión definitiva, y mucho menos aún en el terreno de la sexualidad. O mejor dicho: se ha llegado a conclusiones ambiguas, divergentes y omnicomprensivas.

El neurobiólogo holandés Dick Swaab, uno de los grandes investigadores de nuestro tiempo sobre el cerebro humano, escribe: «Nuestra identidad de género y nuestra orientación sexual (homosexualidad, heterosexualidad y bisexualidad) vienen determinadas por nuestros antecedentes genéticos y por la interacción entre las hormonas sexuales del feto y el cerebro en desarrollo antes del nacimiento.» Y a continuación: «La pedofilia también parece explicarse por factores genéticos y por otros factores que intervienen en un estadio temprano del desarrollo cerebral.» Y, respecto a la transexualidad, explica: «Todos los datos indican que los problemas de género se originan en el útero. Se han hallado pequeños cambios en los genes involucrados en el efecto de las hormonas en el desarrollo cerebral, lo que aumenta las probabilidades de transexualidad. [...] La diferenciación sexual de los órganos genitales se produce los primeros meses de embarazo, y la diferenciación sexual del cerebro en la segunda mitad.»

También la testosterona y los andrógenos en general, generados por las glándulas suprarrenales y sexuales, tienen un efecto directo en el comportamiento agresivo, lo que podría de-

rivar, por ejemplo, en ciertas patologías sadomasoquistas o, al menos, en la intensidad del
impulso sexual.

Dudar del condicionamiento biológico de
nuestra conducta sexual es tan absurdo como
dudar de nuestra animalidad. La sexualidad es
un mecanismo de supervivencia de la especie
adiestrado a lo largo de millones de años, anterior a cualquier civilización y dotado de sus
propios engranajes. El placer actúa como cebo
y es una creación zoológica, no cultural.

Resulta evidente, sin embargo, que la sexualidad humana no se agota en las leyes pri-
marias de la naturaleza. Incluso sin salirnos
del territorio de la neurociencia –y por lo tanto de la biología–, hoy sabemos que la madu-
ración de la personalidad tiene una manifestación orgánica. «La principal diferencia entre
los cerebros de los adolescentes y los de los
adultos es el desarrollo de los lóbulos frontales», nos explica David Eagleman. «La corteza
humana prefrontal no se desarrolla plena-
mente hasta los veintipocos años, y eso explica el comportamiento impulsivo de los adolescentes. Los lóbulos frontales se llaman a
veces el órgano de la socialización, porque
socializarse no es nada más que desarrollar un

circuito para aplastar nuestros más bajos impulsos.»

Es decir, el aprendizaje social –lo que llamamos *cultura*– nos permite en alguna medida modular nuestros instintos. A veces para anularlos y a veces, contrariamente, para refinarlos hasta el exceso. Y todo ello tiene una consecuencia orgánica en el propio cerebro. Esto, por supuesto, no solo afecta a la sexualidad, pero no cabe duda de que la sexualidad es una de sus principales expresiones.

La novela *Luna amarga*, de Pascal Bruckner, que Roman Polanski convirtió en una película de éxito, cuenta la historia de un matrimonio que, con el paso de los años y la llegada de la rutina sentimental y erótica, busca formas de experimentación sexual que les devuelva la viveza de la relación: «Teníamos una concepción demasiado santa del amor como para limitarnos a actitudes tan corrientes como el coito, la sodomía o la felación. La perversión no es la forma bestial del erotismo, sino su parte civilizada. Copular es cosa de bestias; solo la desviación es humana, pues impone una mesura a la barbarie de los órganos y construye un arte complejo recreado sobre una naturaleza simplista. Hay algo de artista en el perverso, de un artista que comparte su suerte con un sacerdote, en un mismo fervor por el artificio.»[1]

Quiero subrayar una idea que me parece clave en todo este paisaje y se comporta como piedra angular: «Copular es cosa de bestias; solo la desviación es humana.» Se ha dicho muchas veces que existe relación entre el desarrollo de parafilias sexuales y el nivel cultural de un individuo. Es decir, las capacidades creativas, artísticas e intelectuales tienen también un correlato sexual: el erotismo es una de las expresiones elevadas –sublimes– del alma humana.

Aunque no hace falta romantizar la perversión para encontrar su justificación histórica. Existen explicaciones tan simples que resultan decepcionantes. Uno de los fetichismos más comunes y famosos es el de pies, y se ha estudiado cómo su desarrollo experimentó un auge importante en las épocas en las que se producía un brote de enfermedades venéreas y se hacía recomendable, por razones de salud, desviar la atención de la genitalidad. No era refinamiento, sino necesidad epidemiológica.

1. Pascal Bruckner, *Luna amarga*, Ediciones B, Barcelona, 1992. Traducción de Manuel Serrat Crespo.

Sí parece que hay algunas certezas indiscutibles. Hay experimentos que demuestran –lo cuenta el neurocientífico Francisco Mora– que si a una persona hambrienta que está recibiendo estímulos sexuales en su cerebro se le ofrece una bandeja suculenta de comida, la desprecia. Desconocemos aún cuál es exactamente la red neuronal que utilizan el placer erótico y el resto de los placeres, pero la sexualidad tiene un poder de recompensa mayor. «Está claro que la inducción de un estado sexual placentero impide seriamente cualquier interés por el alimento», explica Robert Galbraith Heath. Y sin duda cualquier interés por otros placeres de *rango menor*.

Una primera conclusión lógica de esta realidad biológica: las recompensas sexuales son tan fuertes que nos obligan a veces a desarrollar conductas a las que racionalmente nos oponemos. Un alto número de jóvenes gais, por ejemplo, reconoce haber aceptado prácticas de riesgo en estados de excitación tales que el umbral autorrepresivo quedaba cancelado. Es decir, carecían de la voluntad necesaria para rechazar prácticas peligrosas o desaconsejables sobre las que estaban absolutamente prevenidos. Algo parecido ha venido ocurriendo desde hace décadas con los embarazos no deseados: se les presupone a los jóvenes –o a los menos jóvenes– un comportamiento razonable, pero sus herramientas de raciocinio están desactivadas por la excitación sexual.

Resulta muy arriesgado saltar de las moléculas, las neuronas, las sinapsis y el lóbulo frontal al espíritu, que nadie sabe todavía dónde reside. Pero podemos establecer una hipótesis arbitraria: el sexo tiene un rango de recompensa mayor –y derrota por tanto al resto de los placeres– porque en él reconocemos la cercanía del alma, sea eso lo que sea. El sexo tiene vínculos con el amor, con la mística –y por tanto con Dios–, con la muerte y con la jerarquía social. Su importancia, por tanto, no puede compararse con la de la comida, la bebida o el sueño reposado. Podría compararse, en todo caso, con la de los placeres intelectuales, pero estos tienen un efecto químico mucho más deficiente y un espacio relegado en el sistema límbico. Son recompensas distintas, que van reequilibrándose con la edad hasta llegar a ese momento de negación o desistimiento erótico que Luis Buñuel, en *Mi último suspiro,* reconoce como la oportunidad por fin de ocuparse de otras cosas: el cine, la escritura, las relaciones sociales. Todo aquello, importante, que se había visto menguado por el poder omnipresente del sexo.

¿Existe una conexión neuronal o un mecanismo del hipotálamo que provoque la atracción zoofílica hacia las bestias? ¿Hay alguna causa orgánica que explique el deseo de beber y absorber orín, semen o flujos vaginales? ¿Se podría modificar mediante una operación quirúrgica o mediante la administración de fármacos el gusto por mantener relaciones sexuales en lugares públicos y concurridos?

La respuesta a estas tres preguntas parece clara: no. Son construcciones eróticas creadas por las circunstancias biográficas, por la imitación, por la enseñanza sentimental o por el azar. Algunas pueden nacer de traumas o condicionamientos infantiles, como dice el tópico psicoanalista, pero otras surgen del aprendizaje con parejas sexuales, del remedo de imágenes pornográficas o de la experimentación azarosa.

La hibristofilia, conocida también como el «síndrome de Bonnie & Clyde», consiste en sentir atracción sexual hacia personas peligrosas, como asesinos, maltratadores, violadores y delincuentes de todo tipo. Parece evidente que esta parafilia está conectada a causas psicológicas. La hipoxifilia o asfixia erótica, en cambio, tiene una motivación estrictamente fisiológica: al reducir la cantidad de oxígeno que llega al cerebro, la intensidad del orgasmo es mayor.

Es decir, existen quizá parafilias de carácter y parafilias orgánicas, pero ambas comparten un rasgo esencial: multiplican la excitación y el placer. Y el placer, si prescindimos de valoraciones morales y dejamos aparte su misión procreadora, es la única unidad de medida pertinente para la sexualidad. Lo que produce placer, por lo tanto, es siempre bueno, salvo que cause en otro un daño no consentido.

El consentimiento

Existen mujeres heterosexuales y hombres gais que fantasean a menudo con ser violados. Es una fantasía paradójica e imposible de cumplir, pues una violación implica resistencia de la voluntad y rechazo verdadero. No se viola a alguien que desea ser violado, aunque las formas escénicas –el aparente uso de la fuerza, la violencia– así lo representen. Es decir, quien desea ser violado solo lo será realmente cuando deje de desearlo.

Esta cuestión pone el foco en algunos de los misterios y los entresijos del sadomasoquismo, que es tal vez el comportamiento parafílico más complejo y universal. Pero señala también la condición de partida ineludible de cualquier conducta sexual sana: debe contar con el consentimiento de todos los intervinientes. Podríamos llegar a decir, tomando el hilo del ejemplo anterior, que es legítimo violar *con consentimiento*, y que la violación como acto erótico tiene una naturaleza radicalmente distinta a la violación delictiva, aunque sus formas aparentes sean las mismas.

En una ocasión conocí a través de un chat de encuentros a un chico que buscaba ser secuestrado y violado. Su fantasía –que decía haber cumplido ya varias veces– consistía en dar sus datos personales a un desconocido y esperar luego a que este lo asaltara e hiciese con él lo que quisiera. Informaba de su dirección, de su teléfono real (mantuvimos una breve conversación), de sus horarios aproximados y de algunos detalles accesorios que podían resultar útiles. Lo que él deseaba era que su anónimo interlocutor trazara un plan para secuestrarle, llevarle a algún lugar aislado (a ser posible amordazado y encerrado en el maletero de un coche) y torturarle durante varios días en una especie de mazmorra. Ponía limitaciones, una de ellas tan oficinesca que menguaba mucho el salvajismo: tenía que ser en fin de semana, al que podrían añadirse el jueves anterior o el lunes posterior. No estaban permitidos los daños físicos permanentes, los juegos con heces y el travestismo, pero sí la tortura mediante ahogamiento o picana eléctrica, la desnutrición, la privación sensorial, los castigos corporales y el abuso sexual de cualquier tipo. Guardé toda la información que me proporcionó, pero nunca la usé.

Armin Meiwes y Bernd Jürgen Brandes, cuya historia es célebre, se conocieron también a través de un chat de contactos sexuales. Brandes estaba acostumbrado a someterse a sesiones de tortura y dolor extremo, y a Meiwes le fascinaba desde hacía tiempo la idea del canibalismo como forma más depurada de la pasión amorosa.

Después de varias sesiones de sexo sadomasoquista, Brandes le pidió a Meiwes que le amputara el pene. Este lo hizo y cocinó luego la carne en dos porciones, pero no pudieron masticarla bien porque «estaba tan fresca que se enroscó en la olla, no era posible comerla». Más tarde continuó el trabajo, con el consentimiento de Brandes: lo mató, lo descuartizó en una mesa y guardó la carne despiezada en el congelador para ir comiéndola en los siguientes días.

Esa velada de la muerte debió de ser, desde el punto de vista de Meiwes y de Brandes, la más intensamente sexual y desde luego la más íntima que uno y otro habían vivido nunca. Meiwes grabó años después un documental, titulado *Docs: Entrevista con un caníbal,* en el que explica todo con frialdad y con lenguaje casi amoroso: «Maté a un hombre, lo corté en trozos y me lo comí. Desde entonces, él siempre está conmigo.» En las siguientes semanas, mientras duraron las provisiones, cenó la carne de su *amante,* acompañada de vino. «El primer bocado, por supuesto, fue muy extraño. Fue un sentimiento que no puedo describir. Había pasado más de cuarenta años esperándolo, soñando con él», decía en el vídeo.

Brandes, al parecer, sufría algún tipo de trastorno depresivo, pero fue consciente de lo que estaba ocurriendo y dio su consentimiento explícito o, más aún, incitó a Armin Meiwes a matarlo. La policía pudo comprobar, según se demostró en el juicio, que Meiwes tuvo posteriormente a su disposición a varias víctimas que habían acudido hasta él para ser comidas y a las que dejó escapar porque no tenía la certeza de que estuvieran realmente convencidas de lo que iban a hacer.

La racionalidad –más allá del tabú del canibalismo– no nos permite comprender esa forma de sexualidad siniestra y tenebrosa. El erotismo, en nuestra concepción más profunda, está asociado al placer, al gozo, a la extensión de la vida y al juego lúdico. No contempla la posibilidad de la violencia brutal y de la muerte, ni siquiera cuando han sido consentidas e incluso incitadas por la víctima.

La *brutalidad* sexual la cultivaron, antes que Brandes y Meiwes, muchos otros individuos. Uno de los más célebres es Gilles de Rais, el aristócrata francés del siglo xv que violó, torturó y asesinó a más de doscientos niños prepúberes de ambos sexos. Los secuestraba o los reclutaba con falsas promesas de cuidados y progreso social, y luego, en su castillo, celebraba con ellos espeluznantes orgías en las que acababan desmembrados y muertos. Después hacía quemar los cuerpos pero conservaba las cabezas, con las que al parecer organizaba concursos de belleza en los que sus invitados se veían obligados a votar. Utilizaba en cada caso la cabeza ganadora para ceremonias necrófilas.

Gilles de Rais, que ha sido fuente de inspiración constante en la literatura y en el arte, era un fervoroso cristiano. Participó en las Cruzadas y compartió trincheras con Juana de Arco en la Guerra de los Cien Años. Su fe religiosa no le impidió entregarse a esas ordalías de depravación, y aunque al parecer después de las más sangrientas sentía un arrepentimiento intenso –la racionalidad *post coitum*–, enseguida le volvía el instinto depredador y la impiedad sanguinaria.

Fue finalmente detenido y sometido a juicio. Su declaración fue escalofriante: «Confieso que maté a esos niños y niñas de distintas maneras y haciendo uso de diferentes métodos de tortura: a algunos les separé la cabeza del cuerpo, utilizando dagas y cuchillos; con otros usé palos y otros instrumentos de azote, dándoles en la cabeza golpes violentos; a otros los até con cuerdas y sogas y los colgué de puertas y vigas hasta que se ahogaron. Confieso que experimenté placer en herirlos y matarlos así. Gozaba en destruir la inocencia y en profanar la virginidad. Sentía un gran deleite al estrangular a niños de corta edad incluso cuando esos niños descubrían los primeros placeres y dolores de su carne inocente.»

Se contabilizaron doscientas víctimas, pero todo hace pensar que hubo muchas más. El tribunal lo condenó por asesinato, sodomía y herejía. Se le concedió la gracia real, que le correspondía *de iure* por ser Par de Francia, pero él la rechazó, arrepentido por sus pecados. Se le ahorcó en Nantes y su cadáver fue enterrado con la solemnidad propia de la nobleza.

Armin Meiwes, el caníbal de Rotemburgo, no fue ahorcado, sino condenado a prisión perpetua, la máxima pena disponible en Alemania. La misma pena que recibieron en Francia Michel Fourniret por violar y asesinar al menos a nueve niñas y Marc Dutroux en Bélgica por participar en una red de pederastia y secuestrar, torturar y violar a varias niñas y adolescentes.

¿Es justo el tratamiento penal idéntico en casos tan diferentes? ¿Merecen la misma condena y la misma reprobación moral quien ha matado a alguien que daba su permiso e incluso lo rogaba, como Meiwes, que quien lo ha hecho en contra de toda voluntad de personas indefensas?

No buscamos aquí una respuesta jurídica –la ley tiene sus compensaciones, sus equilibrios y sus zigzagueos–, sino una respuesta antropológica o simplemente sexual. En el mundo del sadomasoquismo nos vamos a encontrar con numerosos casos que desafían nuestra racionalidad y que ponen en cuestión nuestros principios morales y políticos.

El sadomasoquismo

Marcos y Sara tienen aproximadamente treinta años, viven en Barcelona y se conocieron a través de una aplicación de contactos muy popular. Los dos buscaban –y desde el principio lo dejaron claro– formar «una pareja tradicional», es decir, basada en principios machistas de desigualdad y dominación.

Sara, que es universitaria y trabaja como profesora en un colegio privado, tiene un salario que le permite la independencia teórica. En el acuerdo conyugal que estableció con Marcos, no se planteó nunca que ella abandonara su profesión y se dedicase en exclusiva a las tareas del hogar, pero en el resto de los aspectos establecieron reglas que coinciden con las que consideramos detestables en una relación sentimental: el maltrato físico, la humillación psicológica, la servidumbre y el trato degradante. Sara, por ejemplo, acepta y admira que su marido se acueste con otras mujeres. Lo considera una prueba de su virilidad y de su dominio.

Marcos reconoce que en los primeros años de su juventud se avergonzaba de esos instintos. Él se consideraba a sí mismo defensor de la igualdad y feminista, pero sentía placer con fantasías sádicas y a sus novias las trataba con rudeza en sus relaciones sexuales. Llegó a acudir a la consulta de un psicólogo para tratar de anular esos deseos violentos.

La experiencia de Sara fue aún más traumática, pues no conseguía asumir que ese sentimiento de inferioridad y esa voluntad de sometimiento fueran auténticos. Sus padres, de clase humilde, la habían educado para que triunfara en la vida y fuera libre, y ella, por lo tanto, veía sus inclinaciones como una traición.

Marcos tuvo un par de relaciones semejantes antes de conocer a Sara. Para Sara, en cambio, Marcos fue el primer hombre dominante con el que estuvo y el primero al que le confesó todas sus fantasías.

Existen muchas parejas que –habiéndolo verbalizado o no– mantienen relaciones satisfactorias semejantes a la de Sara y Marcos. ¿Son justificables? ¿Podemos tolerarlas en unas sociedades como las nuestras, que defienden la emancipación definitiva de todos los seres humanos? ¿Resulta compatible la igualdad con el abuso consentido?

Aunque en algunos casos los roles se invierten –la mujer actúa como dominante y el hombre como siervo sumiso–, podría pensarse que esos comportamientos solo reproducen el modelo patriarcal milenario, en el que los individuos no actúan libremente. Es decir, Marcos repetiría el patrón de la masculinidad agresiva y Sara el de la feminidad frágil y vulnerable. Tal vez esta hipótesis sea cierta, pero ¿qué podemos cuestionarle a quien ha transformado unos actos dolorosos y denigrantes en una forma de vida placentera y plena?

Sara recuerda que sus padres mantuvieron una relación de igualdad en lo formal y en lo real. Su madre se ocupaba con más dedicación de las tareas domésticas, pero ambos compartían las faenas matrimoniales sin discriminación: la educación de sus hijos, el mantenimiento financiero de la familia o las decisiones sobre los grandes asuntos.

Marcos, por su parte, nunca vio en su familia gestos de maltrato, ni tuvo contacto directo con hombres que los infligiesen o con mujeres que los sufrieran. Su madre era más enérgica y asertiva que su padre y le servía de modelo de comportamiento más que él.

La impregnación cultural, por supuesto, es muy compleja y no se limita a los modelos básicos de la familia y la escuela. Los mensajes de dominación machista están en el entorno laboral, en los medios de comunicación, en la literatura y el arte, en la historia y en los subtextos de casi cualquier disciplina. Pero ¿resulta eso pertinente y relevante cuando el deseo es consentido y contribuye a la felicidad personal del individuo?

La escritora Anita Phillips, en *Una defensa del masoquismo,* escribe: «La excitación sexual se produce cuando un estímulo es tan perturbador, tan insoportable, que nuestro sentido de una identidad dominante se quiebra. El masoquismo es el fundamento de la sexualidad, no una aberración del individuo: lo que buscamos en el masoquismo es una especie de dolor arrobado, un desgarro, una sensación física desbordante.» Y un poco más adelante añade una reflexión fascinante: «El masoquismo nos protege de nuestro miedo acongojante al universo entero al hacer que una parte de este nos invada y aturda. En *Moments of Being,* Virginia Woolf cuenta su incapacidad para prescindir de pensamientos, de imágenes, de sensaciones. El peligro de tal sensibilidad consiste en que quedamos a merced de los elementos, en que podemos ser aplastados por la desmesura de nuestros estímulos. A la sensibilidad constitucionalmente masoquista le falta algún tipo de vaina protectora que reduzca la sensación hasta un nivel soportable.»

Dicho en términos existencialistas: en los masoquistas, la libertad y la hiperestesia son un estorbo. «El hombre [el ser humano] está condenado a ser libre», escribió Sartre, y los sumisos y los masoquistas no se resignan a esa condena. Eligen depender de alguien, ceder el control de su vida –en un determinado grado– y renunciar a su placer para entregarse al placer de otra persona.

La humanidad lleva siglos luchando para erradicar la esclavitud, la violencia y la dominación arbitraria de unos sobre otros. Los resultados obtenidos –observados con perspectiva histórica– han sido excelentes, pero el instinto de dominación no ha desaparecido. Está incrustado en la naturaleza y resulta inútil luchar contra él. Lo que hace el erotismo es darle un cauce civilizado. Recordemos: «Copular es cosa de bestias; solo la desviación es humana.»

El sadismo le debe su nombre al Marqués de Sade. El masoquismo, a Leopold von Sacher-Masoch. En *Psychopathia sexualis*, Krafft-Ebing publica el contrato firmado por Sacher-Masoch con una de sus amantes:

Bajo su palabra de honor, Leopold von Sacher-Masoch se compromete a ser el esclavo de Mme. de Pistor, y ejecutar absolutamente todos sus deseos y órdenes, y ello durante seis meses. Por su parte, Mme. Fanny de Pistor no le pedirá nada deshonroso (que pueda hacerle perder su honor de hombre y de ciudadano). Además, deberá dejarle seis horas diarias para sus trabajos, y no mirará nunca sus cartas y escritos. Por cada infracción o negligencia, o por cada crimen de lesa majestad, la dueña podrá castigar a su gusto a su esclavo. En resumen, el sujeto obedecerá a su soberana con una sumisión servil, acogerá sus favores como un don encantador, no hará valer ninguna pretensión a su amor, ningún derecho a ser su amante. Por su parte, Fanny Pistor se compromete a llevar pieles tan a menudo como le sea posible, y principalmente cuando se muestre cruel.

El contrato firmado con su primera esposa es aún más estricto:

Las condiciones bajo las cuales os acepto como esclavo y os soporto a mi lado son las siguientes:

Renuncia total a vuestro yo.

Con excepción de la mía, no tenéis voluntad.

Sois, en mis manos, un instrumento ciego, que lleva a cabo todas mis órdenes sin discutirlas. En el caso de que olvidéis que sois esclavo y no me obedezcáis absolutamente en todo, tendré derecho a castigaros y corregiros según me plazca, sin que podáis quejaros.

Todo lo que os concederé de agradable y feliz será una gracia por mi parte, y por tanto la cogeréis agradeciéndomela. Respecto a vos actuaré siempre sin falta, y no tendré ningún deber.

[...]

Debéis realizar todo lo que os pida, tanto si está bien como si está mal, y si exijo que cometáis un crimen, debéis convertiros en criminal para acatar mi voluntad.

Donatien Alphonse François de Sade, por su parte, reflejó su visión del mundo en decenas de escritos. Los más célebres son las novelas *Justine o los infortunios de la virtud*, *La filosofía en el tocador* y *Las 120 jornadas de Sodoma*. En todas ellas, con una tendencia a la repetición agotadora, Sade reúne torturas, humillaciones, violaciones y asesinatos cometidos por puro placer. El marqués profesaba un ateísmo radical y, sin Dios y sin moral, no le costaba trabajo defender y justificar el triunfo del vicio frente a la virtud.

El sadomasoquismo trata de convertir el dolor en placer y la sumisión en dignidad. En 1992, cuando el correo postal era todavía predominante, realicé un experimento sociológico que consistía en poner anuncios en periódicos y en revistas de contactos con perfiles falsos y solicitar correspondencia erótica. El objetivo era hacer un inventario de fantasías sexuales y perversiones de todo tipo. Recibí tres mil cartas y publiqué las cien mejores –modificadas levemente para disfrazar la identidad de los corresponsales– en un libro que se titulaba *Amante del sexo busca pareja morbosa*.

De las tres mil cartas, la que más me impresionó fue la de un madrileño de treinta y siete años que respondía a una figurada mujer sádica. El chico, que se llamaba Miguel, le contaba en la carta su historia con absoluta franqueza:

Hace casi cinco años que comencé con este tipo de prácticas. Fue una especie de necesidad creciente que desde hacía algunos años más estaba sintiendo. No sé por qué soy masoquista, supongo que mi naturaleza estaba programada para ello.

Desde hace unos quince años, comencé a masturbarme incluyendo algún tipo de sacrificio, como por ejemplo clavarme alfileres en los pies mientras lo hacía. También apagaba cigarros o dejaba caer cenizas con ascuas en los pies. Quizá te preguntes por qué en los pies. Pues bien, los pies femeninos siempre fueron para mí un símbolo erótico de una enorme atracción.

Después, hace diez años más o menos, comencé a autoflagelarme con las tiras de un cinturón mojadas. Recuerdo que me iba por el campo y en casas derruidas o entre los árboles me desnudaba completamente y me azotaba cada vez más fuerte mientras me masturbaba. Así estuve muchos años.

[...]

Tenía muchos inconvenientes porque no es algo que se pueda explicar a cualquier persona; de hecho nunca se lo confesé a nadie, salvo cuando contrataba a alguna prostituta para que me azotase. La primera vez que solicité un servicio así fue en diciembre del 90 y desde entonces suelo acudir cada quince días como promedio a prostitutas baratas a las que les suena algo raro mi deseo, pero que no se niegan porque no les sobra el dinero.

Normalmente lo que pido es esto; y cuando estoy muy caliente suplico que cojan la fusta y me azoten. Después de 15 o 20 latigazos suelo correrme. Les doy las gracias y me voy. Sin embargo, no hago lo que quiero, al menos todo lo que quiero, porque con prostitutas si pasas de ahí te la juegas. Es por eso por lo que me gustaría tener una amiga, ama, para saber que todo lo que se haga también es placer para ella y para no correr riesgos.

Te preguntarás ¿qué es lo que haría con una persona como yo que no fuera prostituta?, y te puedo responder que hay un montón de necesidades que no satisfago, como por ejemplo ser maltratado de palabra, abofeteado, sentirme previamente atado y amordazado antes de sufrir el látigo, que me obligaran a recibir orina y caca en la cara, que cabalgaran sobre mí a cuatro patas, recibir un consolador, obligarme a lamer el chichi y el ano, y muchas más cosas que quizá se te ocurrieran a ti.

Recibí también muchas cartas de sádicos que respondían a mujeres u hombres sumisos, pero en ninguna encontré el valor confesional que hay en la de Miguel. Está escrita desde la vulnerabilidad y muestra esa desolación característica de quien se siente solo en el mundo y tiene que vivir su sexualidad como una farsa o un drama interpretado por prostitutas. Su deseo es simplemente tener una pareja complementaria con la que compartirlo todo: no solo sus *desviaciones* sexuales, sino todo

aquello que va asociado a una relación sentimental.

¿Cómo concilian estas parejas –la de Marcos y Sara, por ejemplo– la crueldad y la ternura? En algunos casos no las concilian o, si lo
hacen, dan a la ternura un significado distinto
del que solemos darle comúnmente: en ellas
es un vínculo de dependencia y de lealtad que
no se traduce en caricias o requiebros. En otros
casos, sin embargo, la relación disocia a la perfección los comportamientos amorosos heterodoxos de los ortodoxos. Es decir, combina
la violencia y la humillación con el trato afec-
tuoso más convencional, como si la pareja fuera un doctor Jekyll que pudiese convertirse
de repente en Mister Hyde. En muchas de estas parejas, en efecto, después de una sesión
de castigo o de tortura, el dominante cubre de
atenciones al sumiso: lo lava, lo cura, lo refres-
ca y lo abraza para que se recupere emocional-
mente de los daños. Con una cierta bipolari-
dad aceptada, que en algunos casos puede
llegar a ser extrema, los miembros de la pareja
aplican códigos particulares, excéntricos y
pactados que les permiten compartir una cena
romántica idéntica a la de cualquier pareja
convencional justo antes de tener una larga

sesión de vejaciones en la que la persona dominante puede azotar el cuerpo de la persona sumisa hasta que sangre, encerrarle en una jaula y hacerle pasar la noche allí, o mearle en la boca hasta que su vejiga está completamente vacía. A veces el orgasmo se vuelve irrelevante, sobre todo en el sumiso, al que a menudo se le prohíbe y se le instalan dispositivos que bloquean la vulva o el pene para que no obtengan estimulación genital.

Por supuesto, existen cientos de miles de personas sadomasoquistas que no forman parte de una pareja estructurada y que se limitan a tener encuentros sexuales, regulares o esporádicos, con personas complementarias, a las que conocen en círculos personales, en clubs de sexo o en aplicaciones digitales de intercambio sexual.

En 2018 tuve la ocasión de hacer una pequeña crónica de una fiesta homosexual ya famosa que comenzó en Berlín y ahora se celebra en más de veinte ciudades del mundo. Se llama el Mercado de las Yeguas y se lleva a cabo en grandes discotecas o locales industriales. Yo asistí a una de esas fiestas en el Kit-Kat, uno de los clubs fetichistas más populares de Berlín.

Las reglas del Mercado de las Yeguas son pocas y claras. Los que quieran asistir tienen que decidir antes si desean ser yeguas o sementales. Las yeguas entran por una puerta trasera una hora antes de la apertura de la fiesta. Se desnudan completamente, salvo el calzado, y auxiliados por los *mozos de caballeriza* –empleados del local– se colocan en la cabeza un saco o una máscara que les impide ver. El saco puede tener dos colores: blanco, si exigen sexo seguro, con preservativo, o rojo, si están abiertos a mantener sexo sin ninguna protección.

Una hora después entran en la sala, por la puerta principal, los sementales, que acuden vestidos con libertad. Algunos se desnudan en el interior del local y otros exhiben ropa interior especial, arneses o prendas de *rubber* y de cuero.

A partir de ese momento, la ley que rige es muy simple: los sementales pueden usar sexualmente a cualquier yegua como quieran, sin ningún miramiento ni consideración. Deben respetar únicamente –y de que lo hagan se encargan los mozos de caballeriza– el pacto sobre el sexo seguro. Las yeguas no ven a los sementales que les están montando u obligando a hacerles una felación. Les da igual que sean guapos o monstruosos. No tienen derecho a negarse, han perdido su condición de libres e incluso su condición humana. Aceptan ciegamente la misión de dar placer a quienes lo quieran encontrar en ellos. Algunas yeguas, con cuerpos obesos, grasientos y envejecidos, no tienen sementales que les consuelen. Permanecen quietos, arrodillados a cuatro patas, esperando que la suerte les conceda algún premio. Sufren una doble humillación: se ofrecen incondicionalmente a cualquiera, pero nadie les desea.

La cosificación es uno de los cimientos del sadomasoquismo: el cuerpo del sumiso se deshumaniza, se convierte en un objeto al servicio del placer de su amo. No necesita correspondencia ni recompensa. En ese estado, se libera del peso de la libertad –valga el oxímoron– y cede, como decíamos antes, el control de su vida.

Por supuesto, hay personas que desarrollan ese comportamiento masoquista como forma de vida estable y duradera, pero hay muchos otros que lo manifiestan solo esporádicamente o que usan esas prácticas como contrapeso ocasional de sus vidas agresivas y dominantes.

En 1997, las cloacas políticas españolas consiguieron grabar un vídeo privado en el que Pedro J. Ramírez –por entonces el periodista más pendenciero y provocador de España–, vestido con corpiño femenino, era sodomizado y vejado por una prostituta. Un hombre acostumbrado a hacer tambalear las carreras de políticos poderosos, con capacidad para destruir reputaciones y con acceso directo al despacho de cualquier ministro o prohombre, descansaba de toda esa combatividad dejándose dominar y maltratar durante un rato de placer. Resulta fácil encontrar en esa actitud un recurso compensatorio.

La atracción que nos produce el poder forma parte de nuestra naturaleza. Sigue resultando escalofriante el experimento psicológico de la cárcel de Stanford, en el que se pidió a un grupo de voluntarios que, a cambio de una retribución, desempeñaran durante unas semanas los roles de guardias y de presos en una cárcel ficticia. El experimento, como se sabe, tuvo que suspenderse porque los falsos guardias desarrollaron un comportamiento sádico y humillante que fue aumentando con el paso de los días y que provocó graves problemas emocionales en algunos de los falsos presos.

Los guardias eran individuos normales, sin ningún tipo de antecedentes violentos. Pero en ese contexto, vestidos con los uniformes y con una cierta garantía de impunidad, se convirtieron en monstruos. Esa pulsión destructiva, en contra de lo que suele afirmarse, no es cultural, sino orgánica. Basta mirar a los niños más pequeños, como decía Freud, para darse cuenta de que el egoísmo primario, la agresividad y la crueldad se encuentran en ellos de una forma más pura y universal que en los adultos, ya sometidos por el conjunto de reglas sociales y civilizadoras. Es decir, lo que hace la educación en este aspecto es reprimir nuestros instintos más básicos, que quedan agazapados o latentes y que en la mayoría de las personas no vuelven a manifestarse, salvo en circunstancias extremas o propicias. Algo así es lo que ocurrió con los guardias de Stanford: encontraron una coartada científica, académica o incluso moral para dejar fluir sin escrúpulos ni aprensiones sus inclinaciones sádicas.

Y algo semejante es lo que sucede en las relaciones consentidas sadomasoquistas, en las que esa liberación se produce a través del erotismo. El pacto sexual establece los límites dentro de los cuales el dominante sádico puede imponer su voluntad: el tipo de prácticas permitidas o el nivel de dolor tolerable. Existen parejas que, como Sacher-Masoch, llegan a firmar contratos formales de esclavitud. Si los juegos son muy extremos, se acuerda una palabra de seguridad, con la que el esclavo puede detener la sesión. Mientras no se pronuncie esa palabra, el amo tiene libertad para continuar con el castigo. El verdadero placer, según algunos sadomasoquistas, consiste en acercarse al punto –sin sobrepasarlo– en el que el dolor no se puede aguantar más. Bordear los límites.

BDSM son las siglas inglesas de Bondage and Discipline (B), Dominance and Submission (D), Sadism (S) y Masochism (M). Bajo esa denominación, que se comenzó a usar en los años noventa del siglo pasado, se integran una serie de prácticas eróticas en las que, como hemos señalado, la única condición es que exista una relación de desigualdad. Esa relación de desigualdad no tiene por qué ser invariable. Hay personas versátiles o *switchs* que se comportan como dominantes o como sumisos dependiendo de la situación o de la pareja con la que se relacionen. Y hay personas que a lo largo de su vida van evolucionando. El rango de edad suele ser determinante en estos casos, reproduciéndose las figuras del discípulo y el maestro: la juventud se asocia a la sumisión y la madurez a la dominación.

Las estadísticas científicas obtenidas en diversos estudios –de las que en asuntos sexuales siempre hay que desconfiar– aseguran que alrededor del 10 % de las personas han tenido experiencias sadomasoquistas voluntarias. Una investigación realizada en España en 2019 por la empresa Statista fijaba esa cifra en el 9 % de los hombres y el 7 % de las mujeres (el 2 % y el 1 %, respectivamente, no querían repetir). Había un 19 % y un 15 % adicionales que nunca lo habían probado pero deseaban hacerlo.

El género, por otra parte, marca con claridad una división: por cada mujer sádica hay veinte hombres. Es decir, en estas prácticas los hombres asumen comúnmente el rol dominante y las mujeres el sumiso. De nuevo podemos plantearnos, como con la pareja de Marcos y Sara, si existe un condicionamiento biológico –la testosterona y el resto de las composiciones hormonales– o si se trata de una construcción cultural.

Uno de los primeros trabajos experimentales de Oliver Sacks consistió en administrar un medicamento llamado levodopa a una serie de pacientes que sufrían la llamada enfermedad del sueño –una variante extrema de la de Parkinson– y que permanecían inanimados en un hospital de Nueva York desde hacía décadas. La levodopa los despertó de ese letargo. Comenzaron de nuevo a moverse, a hablar y a vivir. Pero volvieron a empeorar al cabo de unas semanas, y Sacks se dio cuenta de que para determinar las dosis y perfeccionar el tratamiento no le valía únicamente la ciencia. «Tenía que tener todos los detalles biográficos, junto con un conocimiento biológico completo», afirmaba. «Es decir, era un punto en el que la biología y la biografía se cruzaban.»

En las pulsiones sexuales ocurre algo semejante: la biología y la biografía se cruzan y crean comportamientos casi algorítmicos. ¿Tiene sentido intentar explicarlos desde la psicología? ¿Tiene sentido intentar desentrañar las conductas del sádico y del masoquista que gozan siéndolo?

Detrás de ese propósito solo está, una vez más, la misma duda: ¿son seres normales o tienen alguna patología? ¿El que golpea en la alcoba necesita golpear también fuera de ella? ¿El sádico es un asesino en potencia? ¿El masoquista es una víctima indefensa con problemas mentales?

Andreas Wismeijer y Marcel van Assen, de la universidad holandesa de Tilburg, hicieron en 2013 un estudio sobre las características psicológicas de los practicantes de BDSM y obtuvieron resultados sorprendentes: los sadomasoquistas son menos neuróticos y más extravertidos; están más abiertos a nuevas experiencias y tienen menos sensibilidad al rechazo de los demás; son más meticulosos y perseverantes; y poseen un sentimiento mayor de bienestar, según su autopercepción. Los directores del estudio llegaron a la conclusión de que el BDSM está mucho más cerca de ser un modo de ocio recreativo que una manifestación de psicopatologías personales.

Anita Phillips habla de «lo muy psicológicamente curativo que puede ser el dolor sexual, al transformar los conflictos internos en algo que el cuerpo puede tolerar perfectamente y continuar con vida». Y lo que resulta evidente, en cualquier caso, es que las relaciones sadomasoquistas –más que las relaciones convencionales– enseñan a pactar acuerdos, a tomar decisiones, a medir los límites, a enfrentar el miedo propio o ajeno, y a desarrollar unas capacidades comunicativas que se proyectan también fuera del ámbito sexual.

Hay sádicos asesinos y hay masoquistas suicidas, sin duda, pero no parece existir ninguna evidencia de que la primera condición determine la segunda.

El sexo kinky

El sexo *kink* o *kinky* engloba un espectro más amplio de comportamientos sexuales heterodoxos, algunos emparentados con el BDSM y otros simplemente transgresores o desviados de la norma social, como los fetichismos o el sexo guarro. Es importante subrayar que una misma práctica puede tener diferentes sentidos. En las relaciones sadomasoquistas, por ejemplo, a veces el amo mea sobre el esclavo para humillarlo; pero la utilización erótica de la orina puede darse también sin relación de poder ni voluntad de sometimiento. Los urofílicos encuentran excitación sexual al ver a alguien orinando, al oler o escuchar el ruido de la orina o –por supuesto– al sentirla en su piel o en su boca.

El sexo *kink* busca simplemente romper la inercia erótica convencional. Desamarrar la imaginación y las fantasías para permitir que cada individuo encuentre la excitación fuera de prejuicios y de hábitos sociales sacralizados. El sexo *kink* incita a sacar el sexo de la alcoba e incluso de la casa; a compartirlo libremente con otras personas, una a una o en grupo; a incluir todo tipo de prácticas –como los juegos de fluidos, las inmovilizaciones mediante cuerdas o instrumentos de retención corporal y de control de la respiración, la experimentación con el dolor o las sodomizaciones con juguetes eróticos–; a admitir apuestas, desafíos y juegos que tengan que ver con modificaciones físicas; o a buscar aquello que por su extravagancia haga saltar por los aires lo convencional y renueve la vida sexual de cada uno. Comida condimentada con semen o con flujos vaginales, coitos frente a un ventanal sin cortinas abierto a un edificio de oficinas repletas de trabajadores, ejercicios delicados de shibari japonés o juegos aleatorios de emparejamiento en un club. También juegos de rol insólitos, como la autonepiofilia o infantilismo parafílico, que se caracteriza porque quien la padece –o disfruta– encuentra placer vistiéndose de bebé, usando pañales y chupete y siendo tratado como tal.

El shibari japonés es quizá el método más refinado del *bondage,* el arte de atar e inmovilizar. La perfección de las cuerdas y de los nudos, que se organizan estéticamente para crear con el cuerpo una única unidad de belleza, con formas orgánicas y suspensiones, convierte esta disciplina en algo elevado, donde lo ornamental erotiza, aunque por diferentes razones, al que contempla a su objeto de deseo inmóvil y vulnerable y al que, atado, siente la vestidura rígida de la cuerda y la vulnerabilidad inocente que le confiere.

La inmovilización utiliza camisas de fuerza, grilletes, jaulas reducidas y procesos complejos de momificación en los que el individuo desaparece por completo debajo de plásticos, cintas adhesivas, látex o materiales adecuados para el fin perseguido. Se le priva de todos los sentidos y se le permite respirar por un estrecho conducto que puede cerrarse durante unos segundos en las versiones más bizarras del juego.

Los individuos momificados encuentran en ese acto una oportunidad de comportamiento zen: meditar sin otro estorbo. Lo que en inglés se llama *focused:* eliminar los estímulos periféricos innecesarios y poner el foco en lo verdaderamente importante, en sentir el propio cuerpo y en seguir el flujo del pensamiento sin interrupciones. Esta práctica, de estirpe casi religiosa, se vuelve terriblemente erótica para quienes la profesan, lo que vuelve a demostrar la vecindad entre lo místico y lo erótico. A veces está acompañada de estimulación erógena en la zona genital, que puede quedar desmomificada, en los pezones o en los pies; pero en otras ocasiones no necesita de ninguna intervención expresamente sexual: el propio encierro, con privación sensorial y bloqueo absoluto del movimiento, le produce al individuo una excitación genuinamente erótica. Su cuerpo –una vez más– convertido en una cosa de la que el otro dispone.

En una ocasión, dentro de mis incursiones como *voyeur* y como estudioso, me fue dada la posibilidad de asistir a una sesión privada en la que dos chicos jóvenes habían sido semimomificados y estaban tumbados, juntos, sobre una cama. Tenían desnudas la zona de la boca, una mano y casi todo el antebrazo –uno la derecha y otro la izquierda– y la zona genital, el pene y los testículos. El resto del cuerpo estaba cubierto minuciosa y hermosamente de cinta negra, aplicada siempre sobre una capa previa de plástico transparente que protege el cuerpo de daños, sobre todo en las partes con vello. El juego consistía en tratar de hacer llegar al otro al orgasmo. El que lo lograra ganaba. Podían besarse, palparse el cuerpo sobre la cinta, masturbar al otro o incluso, con cierto contorsionismo, hacerle una felación. El espectáculo era extraordinario. Largo, demorado, lleno de momentos en los que se recobraba la semejanza de la caricia inexistente y de otros momentos salvajes, desesperados por la impotencia, por la sobreexcitación que no acertaba a resolverse. Un dato sorprendente: aunque tenían las bocas libres, apenas hablaron durante todo el proceso. No se pidieron ayuda uno al otro, sino que combatieron. Al cabo de casi dos horas con pocas pausas, uno de ellos eyaculó. Su cuerpo se quedó entonces quieto, como muerto detrás de la momificación. El máster, que estaba sentado junto a mí contemplando la batalla, se levantó despacio, recogió el instrumental que tenía ordenado en una mesa auxiliar, y comenzó a deshacer la momificación de los dos gladiadores, empezando por el perdedor, el que había terminado eyaculando. El ganador, cuando estuvo libre, se masturbó sin moverse de la cama, sin esconderse, con la arrogancia de quien se sabe admirado.

Otra de las prácticas *kinkys* más versátiles –y con mayor número de adeptos– es el *spanking* o disciplina inglesa, que según sus defensores tiene beneficios terapéuticos, al margen de sus virtudes eróticas. Ser azotado, al parecer, genera endorfinas y contribuye a un estado de ánimo eufórico; produce también una descarga de adrenalina, sobre todo si se espera recibir un castigo muy fuerte; en consecuencia, ser azotado modifica el estado anímico, transforma su intensidad y alivia el estrés. Ser azotado devuelve, además –por asociación–, un sentimiento de juventud y de fortaleza y, para quienes no lo relacionan con una posición de debilidad, aumenta la autoestima.

El *spanking,* como el *bondage,* es un arte en sí mismo. Hay diferentes ceremoniales, posturas e instrumentos de ejecución, que van desde la mano hasta sofisticados látigos semirrígidos. Cada instrumento tiene una connotación erótica y una graduación del dolor distintas. Se azota sobre todo en las nalgas, pero también en la espalda –salvo la zona lumbar, que puede causar daños–, en el pecho, en los muslos y en las plantas de los pies. La persona azotada puede colocarse sobre los muslos del que azota, estar atado a una cruz de San Andrés, permanecer de pie con el cuerpo inclinado sobre un mueble o tumbarse sobre una cama. Los azotes a menudo se dan en tandas de cinco, de diez o de doce, dependiendo de la intensidad, de la resistencia del *spankee* y del contexto de la sesión. Es imposible fijar una medida estándar de castigo: puede oscilar entre cinco golpes suaves, para quien está iniciándose, y más de mil golpes duros y secos por sesión, para un experto masoquista. El azotador, el *spanker,* no suele estar desnudo, y el azotado, en ocasiones, conserva la ropa caída en los muslos o en los tobillos. Muchas veces la práctica del *spanking* –entendida eróticamente, no como disciplina escolar o militar ni como tortura– no conlleva la estimulación genital ni el orgasmo.

El sexo guarro pone el acento en los olores, en los fluidos y en los desechos corporales. Sus adeptos disfrutan lamiendo axilas y pies sudados, oliendo vulvas y penes sin lavar, y paladeando –a veces mezclados con comida– flujos vaginales, orina o semen. Es en cierto modo la representación del sexo salvaje, adánico, privado del refinamiento de la civilización.

El olor corporal está en la base de la atracción erótica. Las hembras y los machos en celo tienen una producción de feromonas que despierta el instinto sexual, hasta el punto de que ha habido teorías que vinculaban el nacimiento del amor, en los seres humanos, con esa manifestación hormonal invisible. El sexo guarro, en este sentido, lleva hasta sus últimas consecuencias la identidad del cuerpo como sustancia biológica, la fermentación y descomposición de la materia.

Ese *materialismo corporal* es algo que comparten universalmente las conductas sexuales heterodoxas y las parafilias, contradiciendo en su misma esencia todos los principios del amor romántico. Es decir, reconoce la cosificación, la deshumanización del cuerpo, así como la caducidad arbitraria del deseo. Y esto debe aplicarse tanto al amor romántico clásico –el que sublima la indivisibilidad emocional de una pareja y la perdurabilidad de los sentimientos– como al amor romántico de nuevo cuño, que, nacido de una de las corrientes del feminismo actual, confunde la dignidad de las personas y el consentimiento preceptivo con el puritanismo de las almas y del sexo trascendente. No hay nada reprobable en afrontar el sexo como un juego de pocas reglas: el consentimiento y el respeto a lo pactado. A partir de ahí, el egoísmo primario y la consideración del otro como un mero saco de carne ofrece a los *kinkys* más libertad y más placer que la contemporización humanista.

El moralismo reaccionario de última moda nace de un malentendido histórico: hasta hace pocas décadas –y aún perviven muchísimos ejemplos– las cosificadas, las hipersexualizadas y las deshumanizadas eran las mujeres. Esa desigualdad era intolerable porque atentaba contra la igualdad de género. Pero en vez de corregirse en la dirección lógica –la que representa mejor la naturaleza del sexo libre– se corrigió en la contraria, que censura y reprueba. En lugar de impulsar la cosificación y la deshumanización sexual equivalente de los hombres, para que las mujeres tuvieran acceso a ese mismo universo sexual fecundo e inagotable se estableció como objetivo recuperar la dignidad ininterrumpida de los participantes en cualquier encuentro sexual, prohibiendo, poniendo bajo sospecha o condena inquisitorialmente todos aquellos en los que el cuerpo

–cosa, materia, animal– no fuera tratado según las tablas de la ley laicas dictadas al efecto. Esas tablas de la ley laicas reclaman, por ejemplo, la prohibición de la prostitución, incluso para aquellos que, sin necesidades económicas, cobran sus servicios por la simple morbosidad de hacerlo, los llamados Dominantes Financieros.

Lo que resulta imposible de defender, en la tercera década del siglo XXI, es que el sexo libremente consentido entre adultos, y al margen de cualquier otra consideración, deba ser sometido a vigilancia y a juicio, sean los profetas, Jesucristo, Mahoma, los estudios de Hollywood o las *radfems* de última generación los que establezcan los cánones o los mandamientos que deben ser seguidos. En la mayoría de las prácticas *kinkys,* la cosificación no solo no es evitable sino que es deseable. Juega a favor de la intensidad erótica, sin menoscabar ni un ápice la dignidad de las personas que voluntariamente han renunciado a ella durante un periodo de tiempo tasado y con un fin superior. El empeño en normativizar el espacio sexual tiene profetas religiosos y apóstoles políticos que son incapaces de comprender que en él hay dispensa de excepcionalidad, que el deseo no puede controlarse ni revocarse, y que incluso las manipulaciones que ejerce sobre él la sociedad –la religión, la lucha de géneros, el capitalismo– pueden y deben aprovecharse como impulso y no como rémora.

Greta K. se fabricó unas lentillas opacas que mantenían el color de sus ojos –sin su viveza– pero le impedían ver nada de lo que ocurría a su alrededor. La cegaban. Lo contó en un chat sexual de la región de Bruselas, donde vivía, ofreciéndose para mantener encuentros sexuales con cualquier hombre que llegara a visitarla en una determinada franja horaria de la tarde. Ella esperaría desnuda, con las lentillas puestas y con la puerta de la casa abierta, y atendería en sus requerimientos eróticos a todos los hombres que acudieran. (Lo único que Greta K. no contaba es que había un vigilante al acecho, en una habitación vecina, por si se producía algún episodio de violencia.) En esas sesiones, repetidas periódicamente, la mujer follaba durante dos o tres horas con hombres de todo tipo a los que no veía. Examinaba sus cuerpos y palpaba sus caras, pero habría sido incapaz de reconocer luego a alguno si se lo hubiera cruzado por la calle. Esa era la clave de la morbosidad: ser poseída por desconocidos, no ceder al gusto erótico canónico, no seleccionar, encontrar el deseo únicamente en la imaginación. Una imaginación que a partir de ese momento quedaría encendida permanentemente por el recuerdo.

Este juego *kinky* representa bien la voluntad de disfrutar del propio cuerpo o del cuerpo de los demás como si fueran objetos. Máquinas sexuales. Artefactos o mecanismos llenos de terminaciones nerviosas y de emociones químicas. Objetos, máquinas, artefactos: nada que tenga trascendencia. Hay otro sexo, admirable, que busca la trascendencia del amor. Y un tercer sexo, siniestro, que pretende aproximarse a la trascendencia de la muerte.

El sexo de la muerte

En las comunidades gais, históricamente más promiscuas, el sida trajo la devastación y obligó a cambiar las normas de comportamiento sexual. El uso del preservativo se convirtió en el único cortafuegos seguro de la enfermedad. Enseguida empezaron a aparecer, sin embargo, individuos que aborrecían el sexo envuelto en látex y que preferían correr el riesgo de caer enfermos antes que aceptar una sexualidad de tacto plástico. Había incluso personas alérgicas que al ponerse un condón tenían reacciones cutáneas. Y había otros, por último, que por razones psicológicas perdían la erección en el momento en que se enfundaban el preservativo.

Muchos de estos individuos mantenían una sexualidad controlada para evitar el contagio. Otros, incapaces de la contención, decidían jugar a la ruleta rusa con todas sus consecuencias.

Pero a mediados de los años noventa, cuando los fármacos retrovirales permitieron que los enfermos de VIH no tuvieran una condena de muerte segura, la ruleta rusa dejó de ser solo una necesidad de algunos y se convirtió en un placer perverso. Aparecieron los llamados *bugchasers* o «cazadores del bicho», personas que buscaban exponerse conscientemente al contagio.

Algunas lo hacían poniéndose en manos del azar: buscaban arbitrariamente hombres con los que tener relaciones sexuales y se acostaban con ellos sin protección, permitiendo que sus eyaculaciones atravesaran los conductos anales y esofágicos libremente. El final de cada acto sexual era visto como una excitante aventura: «¿Habré contraído el virus, habrá cambiado radicalmente mi vida?»

Otras personas, moralmente más subversivas o enajenadas, renunciaban al azar: buscaban a un seropositivo diagnosticado y se acostaban con él para obtener el regalo, *the gift,* el bicho. Lo que millones de hombres y de mujeres trataban de evitar en todo el mundo con medidas precautorias o con abstinencia, ellos lo encaraban a bocajarro, lo buscaban deliberadamente.

En 2003, la cineasta estadounidense Louise Hogarth estrenó el documental *The Gift,* en el que indaga acerca del *bugchasing.* En él, el joven Doug explica que se sentía solo en San Francisco y que, para mejorar su encaje social, se integró en esa comunidad casi secreta de hombres que se contagiaban deliberadamente unos a otros. Se infectó del virus y su vida cambió para siempre, pero no en el sentido que él esperaba.

Las razones para participar en ese movimiento casi suicida –todavía hoy presente en chats de contactos sexuales– son diversas: el deseo de sentir las mismas emociones que han sentido antes amigos o parejas con las que el *bugchaser* se identifica especialmente; el placer del riesgo, de la adrenalina; la necesidad (paradójica) de dejar de sentir miedo al contagio y de dejarse llevar por el instinto sexual sin precauciones (aunque permanezca el peligro de otras enfermedades de transmisión sexual); y, por supuesto, la pulsión autodestructiva que algunos seres humanos son capaces de desarrollar en cualquiera de los ámbitos de su vida.

El vínculo entre el sexo y la muerte es literario, sin duda, pero es también real. Los franceses llaman al orgasmo *la petite mort,* la pequeña muerte, en referencia al estado de parálisis mental y emocional que sucede al clímax. Ese estado ha sido estudiado mediante tomografía cerebral por emisión de positrones, de modo que no se trata de una simple metáfora.

Es ya célebre el requiebro que dio a sus teorías Sigmund Freud en el libro *Más allá del principio de placer* (1920), donde sostuvo que a las pulsiones de Eros –las del placer y las de la autoconservación del individuo– se contraponía una pulsión de muerte. Es decir, el ser humano, según Freud, tiene una pulsión de vida, cuyo máximo exponente es el erotismo, pero posee con idéntico rango una pulsión destructiva –hacia el exterior– y autodestructiva –hacia sí mismo– que juega con el límite de la muerte. Esa pulsión se sujeta sobre la inclinación natural de los hombres y mujeres a retornar a un estado anterior a la vida, inerte, inorgánico, acabado. El sadismo y el masoquismo, que en las anteriores teorías freudianas se tomaban como juegos infantiles sublimados, pasaban a ser ahora parte estructural de la agresión destructiva o autodestructiva.

Haciendo literatura solemne y grandilocuente, podríamos suponer que el gran objetivo humano es alcanzar un éxtasis erótico tan categórico que no quedara detrás de él nada más que la muerte, el acabamiento, la paz. Los *bugchasers,* por ejemplo, reciben «el bicho», el regalo, como si fuera un don místico que cerrara el ciclo de la vida y abriera otro ciclo diferente. Y Bernd Jürgen Brandes, el hombre devorado por el caníbal de Rotemburgo, encontró probablemente en la muerte el mayor de sus éxtasis sexuales.

Pero esa relación con la muerte no es solo espiritual, mental o metafísica. También está encarnada en cuerpos reales. La necrofilia, que consiste en desear el sexo con cadáveres, tiene una larga tradición.

En la mitología egipcia, Osiris fue asesinado por su hermano Set, que descuartizó el cadáver en catorce pedazos. Isis, su esposa, reunió las partes del cuerpo y fornicó con él, concibiendo a Horus, quien finalmente vengó a su padre y derrotó a Set.

En el siglo XIV, don Pedro de Portugal, cuando fue nombrado rey, hizo desenterrar a Inés de Castro, la única mujer a la que había amado. La vistió con todas sus galas y paseó con ella en carruaje durante la ceremonia de la coronación, obligando a todos los nobles del reino –que habían conspirado para matarla– a besar su mano en esqueleto y a rendirle pleitesía. Las crónicas no cuentan ningún encuentro sexual entre el rey y el cadáver de Inés, pero bien podría haber sucedido.

Ya en el siglo XX, el caso de Carl Tanzler se hizo célebre. Tanzler era radiólogo y se enamoró de una de sus pacientes, María Elena Milagro, que le correspondió en el amor. Poco tiempo después, sin embargo, ella murió, y Tanzler construyó un mausoleo para que su cuerpo no estuviera bajo tierra. Durante un año y medio lo visitó diariamente, pero a partir de entonces, sumido en delirios, se llevó el cadáver a su casa, lo embelleció, unió sus huesos con cables, le rellenó las cuencas vacías con ojos de cristal, puso sobre su cráneo una peluca que la mujer había usado y comenzó a vivir con ella conyugalmente y a tener encuentros sexuales con el cuerpo muerto.

Todas estas historias están tocadas por el ala del amor, pero la necrofilia es también un impulso sexual desvinculado de lo afectivo. Existen personas que sienten excitación erótica cuando copulan con un cadáver al que nunca conocieron en vida. Richard von Krafft-Ebing, que fue al parecer quien acuñó el término *necrofilia,* cuenta en su *Psychopathia sexualis* el caso del sargento Bertrand, que desde muy joven comenzó a disfrutar desgarrando cuerpos muertos para masturbarse luego con sus vísceras. Exhumaba los cadáveres, hacía su ritual erótico y luego volvía a enterrarlos. Hasta que un día desenterró el cuerpo de una adolescente bellísima y sintió el deseo de fornicar con ella. Lo hizo. «La cubrí de besos y la apreté furiosamente contra mi corazón», escribió más tarde. «Todo el placer que uno puede disfrutar con una mujer viva no es nada en comparación con el placer que yo experimenté. Después de disfrutar durante un cuarto de hora, corté en pedazos el cuerpo, como de costumbre, y le saqué las entrañas. Luego volví a enterrar el cadáver.» El sargento Bertrand repitió esta misma ceremonia con otros cuerpos varias veces más: los desenterraba, copulaba con ellos, los despedazaba, sacaba sus entrañas y volvía a enterrarlos.

La necrofilia sigue siendo un delito castigado con penas de prisión (de hasta cinco meses en España). A pesar de que podría considerarse que no hay un daño objetivo, el delito se incluye en la sección «De los delitos contra la libertad de conciencia, los sentimientos religiosos y el respeto a los difuntos». Ese respeto a los muertos, supersticioso, manchado todavía de religiosidad, hace pervivir aún hoy la reprobación social y el delito, incluso cuando el muerto ha dejado en vida un testamento consintiendo.

En su libro *Perv,* Jesse Bering habla de un hipotético club de necrófilos que donan su cuerpo a la institución para que, cuando mueran, pueda hacerse con ellos cualquier perversión sexual sin que un juez lo castigue. Se trata de un pacto de solidaridad intergeneracional. Los más jóvenes van gozando de los cuerpos caídos hasta que finalmente son ellos mismos los muertos y les llega el momento de ser objetos inertes de una pasión sexual.

No hay nada reprobable en ese comportamiento, ni penal ni moralmente, dado que cuenta con el consentimiento de los implicados y se hace en la más absoluta privacidad. Sin embargo, cuando les plantearon a los participantes en un estudio sexológico la hipótesis de que un hombre de un club como ese hubiera fornicado con una mujer muerta también perteneciente al club, la mayoría de ellos lo consideraron inaceptable. «Incluso cuando se les dijo explícitamente que la mujer no tenía ningún familiar que pudiera molestarse si descubría lo que le había sucedido a su cadáver; que el club no está interesado en reclutar o dañar a personas vivas; que ni el hombre ni ningún otro miembro del club sufren arrepentimiento o angustia por su sexualidad; que las actividades del grupo se mantienen privadas y consensuadas; que el hombre usó protección para prevenir enfermedades; y que el club, siguiendo las instrucciones de la mujer, incineró su cuerpo, los participantes en el estudio todavía insistían en que, de una u otra manera, alguien, en alguna parte, sería dañado por el hecho», cuenta Bering.

La única razón verosímil de ese rechazo visceral es la existencia de un tabú que pervive

más allá de las consideraciones de la razón y
de la lógica. Y el sexo siempre ha sido un exce-
lente campo para el desvelamiento de tabúes.

El incesto y la pederastia

Los gemelos checos Elijah y Milo Peters se
dedican desde hace años a la pornografía gay.
Hay más gemelos –homosexuales y heterosexuales– que comparten esa profesión, pero
ellos son los únicos que mantienen relaciones
sexuales plenas entre sí, incluyendo por supuesto felaciones y penetraciones anales. Viven juntos como una pareja monógama normal
(al margen de las obligaciones de su trabajo) y
no sienten ninguna culpa por ello.

Como señala la Wikipedia, de algunas de
sus películas han tenido que realizarse versiones especiales, reeditadas y censuradas, para
poder ser distribuidas en los mercados de Gran
Bretaña y Estados Unidos. Porque el incesto
sigue siendo uno de los grandes tabúes, que
nace evidentemente de razones biológicas,
puesto que el cruce genético de dos hermanos
o de dos parientes con grado de consanguinei-
dad muy próximo –padres con hijas o madres

con hijos– puede acarrear riesgos elevados de malformaciones y una tasa de muerte infantil de hasta el 30 %.

Es decir, la naturaleza prohíbe el incesto reproductivo. ¿Pero cuáles son las razones que existen para prohibir el incesto que no busca la procreación? ¿Por qué dos hermanos de distinto sexo esterilizados, dos gemelos gais o una madre con su hijo no pueden amarse o al menos tener encuentros eróticos libres? Lévi-Strauss y otros antropólogos como Edward Burnett Tylor o Leslie White relacionan la prohibición del incesto con la necesidad de las tribus pequeñas de abrirse al mundo y extender las relaciones sociales para frenar el estallido de conflictos en el seno de la familia. También habría, en esa hipótesis, razones económicas: cooperar, expandir, cruzar patrimonios.

Todas estas razones son coherentes para un marco histórico y espacial concreto, pero no se sostienen ya en las sociedades modernas del siglo XXI, en las que existen métodos de control reproductivo y la endogamia social, en tiempos de globalización, no supone un problema verdadero. Quizá siga perviviendo una reprobación social basada en los instintos, en la inconveniencia del trato sexual con quien se ha compartido antes una relación de amor no sexual. Para muchos amigos íntimos que han crecido juntos desde la infancia más temprana, el trato erótico se ve también como una transgresión o como un desafuero.

Tal vez una de las causas más importantes de que en el incesto siga perdurando el tabú y la sombra de la inmoralidad tenga que ver con que, en la mayoría de los casos en los que se produce esa relación consanguínea, hay violación o abusos sexuales, de padres o familiares de primer grado con niñas y niños indefensos. Y este hecho nos lleva al otro gran tabú de las sociedades modernas, la pedofilia, sobre la que es casi imposible hacer observaciones matizadas sin exponerse a un linchamiento social exacerbado.

Pedofilia y pederastia son dos palabras que se usan a menudo como sinónimas pero que tienen un significado muy diferente. La pedofilia es la inclinación erótica que siente una persona adulta hacia los niños. La pederastia es la ejecución práctica de esa inclinación, es decir, el abuso sexual. La mayoría de los pedófilos saben que sus gustos son inaceptables socialmente y mantienen durante toda su vida el control sobre sus instintos, sin acercarse a ningún niño con propósitos malsanos. Solo un 12 % de los hombres arrestados por posesión de pornografía infantil han cometido un abuso físico directo contra un niño.

Según las investigaciones científicas más recientes, la pedofilia puede relacionarse con algunas alteraciones del desarrollo neuronal. «La pedofilia también parece explicarse por factores genéticos y por otros factores que intervienen en un estadio temprano del desarrollo cerebral, a causa de los cuales el cerebro sigue una evolución atípica y presenta diferencias estructurales que se manifiestan en una fase precoz del desarrollo», escribe Dick Swaab en *Somos nuestro cerebro*. Es decir, la pedofilia sería en estos casos una inclinación sexual semejante a la heterosexualidad o la homosexualidad, de la que el individuo no puede escapar. Pero ciertos problemas neurológicos pueden originar también en la madurez una conducta pedófila sobrevenida, según Swaab: «Un tumor cerebral en la corteza cerebral prefrontal, en la corteza temporal o en el hipotálamo. Un cambio de orientación sexual hacia la pedofilia también ha sido descrito tras proceder a una intervención cerebral para curar la epilepsia, durante la que se extirpa la parte frontal del lóbulo temporal.»

Sin embargo, muchos otros pedófilos –más inclinados además a la pederastia, es decir, a la satisfacción carnal de sus deseos– no lo son por razones orgánicas, sino biográficas. Algunos pedófilos sufrieron abusos cuando eran niños y han desarrollado luego una conducta imitativa a la que a menudo se añaden psicopatologías dolorosas. Otros, como los sacerdotes homosexuales, se recluyen en círculos sociales asfixiantes y construyen su ideal erótico, mórbidamente, con lo que tienen a su alcance.

En una tribu de Nueva Guinea –lo cuenta Jesse Bering–, los niños varones son separados a los ocho o nueve años de sus familias y encerrados en una cabaña en la que, durante meses, hacen felaciones a los hombres adultos de la tribu para ingerir su semen, que les convertirá según su creencia en más poderosos y masculinos. En nuestras sociedades ese comportamiento sería visto no solo como una superstición acientífica, sino como una aberración brutal.

El tabú de la pedofilia se ha envenenado en las últimas décadas e impide cualquier debate razonado al respecto. Personas como Antonio

Machado o Jaime Gil de Biedma han sido anatemizados por sus comportamientos, descontextualizándolos culturalmente; y obras como *Lolita* de Nabokov o las pinturas de Balthus han pasado a formar parte de un Índex artístico abominado.

Resulta evidente que en la pedofilia –y en la pederastia, como suelen recoger los códigos penales– hay categorías muy diferentes. No es lo mismo mantener relaciones sexuales con un niño de seis o nueve años que con un adolescente de quince, que en muchos casos se encuentra en plena explosión erótica. Por eso las leyes de mayoría de edad sexual y de consentimiento son completamente distintas en cada lugar. En Europa, por ejemplo, algunos países como Alemania, Italia o Austria establecen esa mayoría de edad a los catorce años, y otros, como España, a los dieciséis, aunque en todos ellos se mantiene el delito de corrupción de menores si existe engaño o abuso de autoridad.

Volvemos a enfrentarnos, por tanto, al concepto resbaladizo del consentimiento racional, por un lado, y del daño creado, por otro, pues no todos los niños que han tenido encuentros sexuales con adultos han quedado traumatizados por ello. Cualquier norma inflexible que se establezca está condenada en este caso al fracaso. Los códigos penales deben serlo por necesidad, pues su tarea es proteger a los menores. Pero los códigos morales y sobre todo los códigos artísticos, por el contrario, tienen la obligación de acercarse hasta el fondo del laberinto que hay en la cabeza de un pederasta.

Animales y cosas

James Cantor propone que las parafilias –o los comportamientos sexuales alternativos– se dividan en dos categorías: una en la que el deseo sexual se experimenta hacia los hombres y las mujeres adultos y otra en la que el objeto erótico no es el ser humano reproductor maduro y estándar. En este segundo grupo podríamos incluir a los niños, a los objetos fetichistas y a las bestias.

Algunos científicos creen que la zoofilia es una orientación sexual específica que afecta aproximadamente a un 1% de la población humana. Pero hay que distinguir muy bien entre quienes sienten ese deseo genuino y quienes cometen bestialismo por simples causas adaptativas. El pastor separado del mundo que copula con sus ovejas porque no hay mujeres con las que hacerlo es uno de los ejemplos más característicos de esto último. Krafft-Ebing cuenta también el caso de un hombre que fue sorprendido copulando con una gallina –después de haber matado a muchas otras de ese modo en el pueblo en el que vivía– y justificó sus actos alegando que el tamaño de sus genitales era tan pequeño que la cópula con mujeres era imposible. «El examen médico mostró que, en verdad, sus genitales eran sumamente pequeños. El examen mental de aquel hombre mostró que era perfectamente normal», concluye Krafft-Ebing.

Aparte del aislamiento, la identificación infantil o la falta de habilidades sociales para enfrentarse a seres humanos, hay personas que desarrollan un vínculo afectivo real con el animal, humanizándolo. Es decir, se enamoran de él. En uno de los episodios humorísticos de *Todo lo que siempre quiso saber sobre el sexo y nunca se atrevió a preguntar,* de Woody Allen, un hombre acude a la consulta del médico para contarle que se ha enamorado de una de sus ovejas y que no es correspondido por ella. El médico, que al principio abomina de lo que está escuchando, acaba acostándose también con la oveja, extasiado.

En 1601 tuvo lugar el primer ajusticiamiento conocido por un delito de bestialismo. Claudine de Culam, de dieciséis años, fue ahorcada y quemada luego en la hoguera junto al perro al que decía amar y con el que había mantenido relaciones sexuales reiteradas. Cuatro siglos después, en 2006, una mujer joven se desposó en la India con una serpiente cobra de la que estaba enamorada.

Amar a un animal es un acto común. Muchas personas, por ejemplo, guardan duelos largos y dolorosos cuando mueren sus mascotas. Pero *amar sexualmente* a un animal supone un trastorno de los sentimientos que sobrepasa las simples inclinaciones eróticas. Cuando el vínculo emocional se establece con un animal o un ser inanimado –y al margen de consideraciones morales o de inventarios de daños, como los que pueden causarse a los animales afectados–, el individuo sufre un desequilibrio afectivo que tiene consecuencias sobre su capacidad de socialización y sobre su estabilidad psíquica.

En *Tamaño natural* (1974), Luis García Berlanga cuenta la historia de un dentista francés, casado y mujeriego, que compra una muñeca hinchable y se enamora de ella, abandonando a su esposa y a su amante y llegando a formalizar la relación en una especie de boda simbólica. En *Lars y una chica de verdad* (2007), Ryan Gosling convierte a otra muñeca hinchable en su novia e intenta llevar con ella una vida normal, presentándosela a su familia e integrándola en su vida social. En un episodio de la serie *Black Mirror,* una joven compra –para sustituir a su novio muerto– un robot que es capaz de comportarse exactamente como lo haría él, gracias a la información sobre el fallecido acumulada en internet. Y en *Her* (2013), ambientada en un futuro corrompido por la tecnología, Joaquin Phoenix se enamora de un sistema operativo incorpóreo, de un programa de Inteligencia Artificial que le ofrece, con la voz de Scarlett Johansson, todo lo que necesita de una mujer.

Las tres películas son fábulas que hablan de la soledad, de la incomunicación y de la deshumanización social. Pero junto a esos retratos alegóricos, encontramos historias de personas reales que viven amores semejantes. James, un estadounidense de sesenta años, cuenta en el documental televisivo *The Sex Ro-*

bots Are Coming su relación con la muñeca hiperrealista April, a la que ha llegado a invitar a cenar en restaurantes. «Si tuviera que escoger entre April y mi mujer, honestamente no sé qué haría», confiesa James, quien está ahorrando para comprar un robot sexual de última generación, que incorpora también un programa de Inteligencia Artificial. Esos robots simulan sentimientos y son capaces también de representar orgasmos.

Edward Smith, por su parte, es mecanofílico, una parafilia en la que el individuo siente atracción sexual hacia las máquinas y los vehículos. Asegura haber mantenido relaciones sexuales –frotamientos y masturbaciones– con más de mil vehículos, pero después de ese historial promiscuo llegó a *comprometerse* con su Volkswagen Escarabajo «Vanilla», que había comprado treinta años antes. «Algunos hombres miran los pechos y los culos de las mujeres hermosas. Yo miro la parte delantera y trasera de los coches hermosos», dice.

El fetichismo, una de las variantes sexuales más extendidas y reconocibles, también pierde en ocasiones el vínculo con lo humano. Wilhelm Stekel, en su monumental obra *Desórdenes del instinto y del afecto,* lo explica con claridad: «La forma individual del amor sexual está determinada en cada ser por una especie de fetichismo. Cada individuo da preferencia a ciertas peculiaridades de su objeto sexual, hasta el extremo de que representan para él precisamente la condición amorosa. La mano, el pie, la oreja, la voz, los ojos, el cutis, el aroma, el seno y otras partes del cuerpo han sido siempre "fetiches". Se les llama fetiches normales. Se vuelven patológicos cuando relegan la totalidad del ser a segundo término, cargando con la función del objeto amoroso; por ejemplo, el caso del amante que se contenta con el zapato de la mujer, mientras la posesión de esta es para él algo secundario, cuando no molesta e inútil, como sucede en muchos casos.»

Y un poco más adelante añade: «El fetichista auténtico renuncia a su compañero sexual y se contenta con un símbolo. Este símbolo tanto puede ser una prenda de vestir, o una parte del cuerpo (pelos pubianos, uñas, trenzas), como un objeto de uso habitual de la pareja (irrigador, prótesis, pañuelo, delantal, enaguas, camisa, cepillo, etcétera).»

El fetichismo, por lo tanto, puede pasar de lo normal a lo patológico en distintos grados sucesivos: en el grado más tenue estaría el hombre que se excita más cuando las mujeres calzan zapatos de tacón de aguja; en el grado intermedio, el hombre al que solo le excita una mujer si lleva zapatos de tacón de aguja; y en el grado más severo, el hombre que se excita simplemente con el zapato y puede desarrollar con él sus mejores fantasías eróticas. En el primer caso, la mujer sigue siendo para él el centro de la sexualidad; en el último, es irrelevante y prescindible.

Puede asegurarse que todos tenemos fetiches inofensivos –un determinado tipo de ropa interior o una zona preferida del cuerpo, por ejemplo–, pero solo ciertas personas desarrollan una fijación obsesiva fetichista que lastra su sexualidad. Ha sido imposible hasta ahora elaborar una teoría explicativa de las causas de que esto ocurra. La influencia del psicoanálisis, sin embargo, ha extendido la hipótesis de que responde a un impacto infantil. Otros autores creen que el origen está en la pubertad y en el principio de la adolescencia, cuando el individuo descubre la sexualidad y puede condicionarla por alguna vivencia determinada. Hay fetiches que tienen una justificación más transparente: la ropa interior, por ejemplo, está relacionada de forma directa con las zonas erógenas y su protección. Pero Stekel detalla casos de fetichismos con vendas o con delantales que son más difíciles de interpretar sin recurrir a complejas evocaciones psicológicas. En realidad no existe ningún patrón universal. Ni siquiera puede determinarse que las causas del fetichismo sean siempre individuales e íntimas, porque, como señalé antes, está comprobado que en las épocas de propagación incontrolada de enfermedades venéreas crecía más poderosamente el fetichismo de pies.

Jean-Jacques Rousseau, al parecer, guardó durante toda su vida un mechón de cabello de una criada a la que amaba. El filósofo francés, que es un símbolo de racionalismo, tuvo sin embargo una vida erótica llena de depravaciones irracionales. Además de sentir el placer de los fetiches, fue un masoquista consumado, como él mismo explica en *Las confesiones*. Y disfrutó también intensamente de una de las parafilias más puras: mirar a escondidas un cuerpo desnudo y deseado.

El mito bíblico de Susana y los viejos, tan recreado en la historia del arte, muestra a dos jueces ancianos y lascivos espiando a la bella Susana mientras se baña desnuda. Rousseau hacía lo mismo. Buscaba lugares escondidos para espiar a las mujeres que le gustaban y se desnudaba ante ellas para que le observaran. En una ocasión, en su juventud, no advirtió que también había un hombre junto a ellas. Fue atrapado y sufrió una paliza por su provocación *inmoral*.

El voyerismo y el exhibicionismo son dos de las prácticas sexuales más comunes, aunque el grado de singularidad de sus distintas manifestaciones es muy amplio. Ver pornografía o espiar los cuerpos desnudos en una playa nudista, por ejemplo, son comportamientos voyerísticos, en el sentido amplio de la expresión. Pero cuando hablamos de una conducta específicamente voyerística o exhibicionista nos referimos a una pulsión que lleva al individuo a obtener placer con el mero hecho de observar o de mostrarse, sin necesitar el contacto sexual. En los casos patológicos, esos actos se ejecutan ante personas que no han dado su consentimiento. Es célebre el arquetipo del hombre de la gabardina, que busca a mujeres –o a hombres– para enseñarles imprevistamente sus genitales y realizar gestos obscenos.

CAM4 es un sitio web que comenzó a operar en 2007. En él, personas de todo tipo se conectan para transmitir en directo contenido erótico propio. Se muestran desnudos, masturbándose o manteniendo relaciones sexuales de todo tipo. En algunos casos, el propósito es mercantil, pues existe una moneda virtual que algunos de los usuarios pueden emplear para pagar a cambio de que se satisfagan sus peticiones (una especie de prostitución cibernética en la que no existe contacto físico). Pero la mayoría de los que transmiten desde la web lo hacen únicamente por placer, por la excitación que sienten al exhibirse. Es decir, CAM4 pone en contacto a exhibicionistas –que pueden llegar a tener audiencias muy grandes– con voyeurs –que desde el anonimato pueden entrar en muchas alcobas para espiar lo que pasa en ellas.

Las causas de este comportamiento sexual son, como en otros casos, difíciles de precisar. En el principio de mi juventud, comencé a ir de vez en cuando a saunas gais por la facilidad que ofrecían para los encuentros sexuales, que en aquella época no podían desarrollarse con demasiada naturalidad por otros cauces. Como yo no era guapo, no tenía allí demasiados pretendientes; y como no era asertivo ni audaz, no me atrevía a abordar a algunos de los chicos que me interesaban. De modo que pasaba mucho tiempo rondando por los pasillos y las salas al acecho de una oportunidad. Al cabo del tiempo, comencé a disfrutar de ese merodeo casi tanto como de los encuentros sexuales mismos, hasta el punto de que si se me ofrecía una ocasión al principio de la visita, la rechazaba para alargar la sesión. En las saunas hay cabinas cerradas donde todo ocurre discretamente, pero se puede ver a individuos masturbándose en salas colectivas y a menudo se organizan pequeñas bacanales en cualquier rincón.

Esa costumbre del sexo anónimo en lugares públicos (no solo las saunas: también los cines o los cuartos oscuros) desarrolló en mí una afición espontánea al voyerismo y al exhibicionismo que perduró más allá de las circunstancias en las que había surgido. Es decir, cuando dejé de necesitar esos lugares seguí sintiendo atracción hacia ellos. Siempre que estoy en Berlín, por ejemplo, visito el Laboratory, un club homosexual –anexo al famoso Berghain– en el que los clientes practican sexo abiertamente, a la vista de todos. En una de esas visitas, hice la cola de entrada –durante una hora– justo detrás de un chico guapísimo del que en otro tiempo podría haberme enamorado. Por la lengua en la que hablaba, era ruso o eslavo. Tenía los ojos claros y un gesto candoroso de bondad. En ese rato de espera fantaseé con su vida, como solemos hacer siempre los escritores con aquellos desconocidos que por una u otra razón nos llaman la atención. Al entrar al club, se quitó la ropa, como era preceptivo, y media hora después tenía a dos hombres arrodillados ante él para hacerle una felación.

Cuento esta historia, poco singular, porque aquella contemplación sexual tuvo para mí un sentido casi místico. Tal vez me proporcionó más placer que si hubiera sido yo mismo quien le hubiese hecho la felación. Esa apropiación lejana de la sexualidad de alguien –sea o no secreta– posee un valor erótico poderoso y hondo: aparta el miedo al fracaso, que está siempre presente en las relaciones sexuales *reales,* y permite concentrar toda la percepción sensorial en los otros. La ausencia del tacto refuerza el estímulo de los otros sentidos.

El placer del exhibicionista es aún más misterioso. No se deriva de una personalidad narcisista, como podría pensarse, sino más bien del miedo o de la inseguridad. El exhibicionista clásico, que se muestra ante los demás sin su consentimiento, apareciendo por sorpresa en un parque o en una calle poco transitada, sufre a menudo un trastorno psíquico y suele tener aversión al contacto real. Es este tipo de exhibicionismo al que se refieren casi siempre psiquiatras y criminólogos. Pero hay otros exhibicionistas, mucho más numerosos, que tienen una vida erótica casi convencional salvo por el hecho de que se excitan siendo observados mientras se masturban o fornican. En ocasiones utilizan clubes de sexo liberales, webs como CAM4 o lugares acordados para esas prácticas. En otras ocasiones, sin embargo, utilizan lugares públicos –playas, parques, bosques, áreas de descanso de una autopista– en los que corren el riesgo excitante de ser sorprendidos fortuitamente. En un hotel, un exhibicionista no siente nunca la necesidad ni la obligación de correr las cortinas, pero no obliga a nadie a observarle en contra de su voluntad.

El comportamiento sexual está avivado siempre por la apariencia, por el deseo de ser alguien que trasciende lo humano. Ese es su gran carácter sagrado, y por eso resulta tan versátil. El ser humano sexualizado se parece mucho al escritor: representa, finge, explora, se ofrece a los otros para servirles de espejo. Y algunas veces esa apariencia no es la desnudez o la lascivia, sino el travestismo.

Vestirse de mujer, vestirse de hombre

En la película *Une nouvelle amie,* interpretada por Romain Duris, el director francés François Ozon cuenta la historia de un hombre heterosexual que, a la muerte de su esposa, comienza a vestirse de mujer. Es padre de una hija, se siente satisfecho con su masculinidad y no tiene ninguna inclinación homosexual ni ningún conflicto con su cuerpo. Simplemente se siente bien poniéndose ropa de mujer. Al principio se trata de un placer privado del que se avergüenza, pero con el paso del tiempo comienza a exteriorizarlo sin miedo: pasea por las calles y muestra a los demás ese lado femenino que tiene.

Según datos de Jesse Bering, al menos un 3% de los hombres heterosexuales confiesa haberse excitado travistiéndose. Al indagar en las fantasías o los deseos que tienen esos hombres, el psicólogo Ray Blanchard llegó a algunas conclusiones y elaboró en los años noventa del pasado siglo una teoría que todavía es polémica, pues mezcla el travestismo con la transexualidad. Blanchard dividió a los hombres que encontraban placer travistiéndose en dos grupos: los androfílicos, homosexuales –su objeto de deseo son otros hombres–, y lo no androfílicos, heterosexuales, bisexuales o asexuales –su objeto de deseo son mujeres o no está tan determinado–. Los primeros son «mujeres atrapadas en cuerpos de hombre», según la imprecisa expresión, y buscan modificar sus características corporales para poder atraer a hombres heterosexuales. Los segundos, en cambio, sufrirían una parafilia que bautizó con el nombre de autoginefilia: sentirían deseo hacia sí mismos adoptando un rol femenino.

La teoría de Blanchard es abiertamente tránsfoba porque ignora el concepto mismo de identidad de género, pero además incurre en uno de los defectos más universales de los análisis académicos en cualquier materia: buscar explicaciones impecablemente racionalistas y por lo tanto reduccionistas en exceso. Sin haber tenido nunca deseos de travestirse, es fácil imaginar el goce que un hombre heterosexual puede encontrar en ponerse unas bragas o un vestido escotado y en maquillarse a imagen y semejanza de las mujeres a las que pretende sexualmente. Se trataría en este sentido de una especie de fetichismo más complejo. Es indiscutible que la moda indumentaria, los afeites y todo lo que concierne a la apariencia externa son construcciones culturales arbitrarias –y a veces opresivas–, pero hemos insistido ya varias veces en que el erotismo, a diferencia del sexo reproductivo, emplea justamente esas construcciones para definirse. Fingir ser lo que uno desea poseer, por tanto, no es narcisismo ni conflicto de identidad, sino simple sensualismo.

La castidad como perversión

El mundo ha estado siempre sexualizado, en contra de lo que muchas veces se afirma. En aquellas épocas o regiones en las que el puritanismo ha imperado, como la Inglaterra victoriana, las pulsiones sexuales de la sociedad no solo no se han atemperado, sino que en buena medida se han enardecido más.

Aun sabiendo esto, sí debe admitirse que en las dos últimas décadas, con la llegada de internet, la sexualización se ha extendido de una forma imparable. Se estima que alrededor del 35 % de todas las descargas que se realizan en la Red están relacionadas con la pornografía, que tiene ahora la triple A mágica: accesibilidad, asequibilidad y anonimato. Sin necesidad de recurrir a la *deep web,* donde circulan los contenidos delictivos, pueden encontrarse imágenes y vídeos sexuales de cualquier tipo. Pornohub o Xvideos son grandes bases de datos pornográficas cuyos motores de búsqueda permiten seleccionar prácticas, edades (siempre de adultos), razas o tendencia sexual en infinitas combinaciones. Twitter está lleno de pornografía amateur sadomasoquista, fetichista o *kinky* en general. Y algunas plataformas como OnlyFans comienzan a ofrecer algo parecido al porno a medida: el cliente que paga un precio suficiente puede pedir vídeos o fotografías a la carta.

En este contexto, los asexuales reclaman su lugar. En 2001, el estadounidense David Jay, que entonces tenía diecinueve años, fundó la red AVEN (Asexual Visibility and Education Network) con el propósito de reunir en ella a las personas asexuales y reivindicar su visibilidad. El triángulo invertido AVEN muestra visualmente el espectro de la asexualidad: la línea superior representa la escala sexual de Kinsey, desde la homosexualidad pura hasta la heterosexualidad pura. En la verticalidad del triángulo, que va pasando del blanco al negro atravesando toda la escala de grises, se muestra la intensidad, la frecuencia y las caracterís-

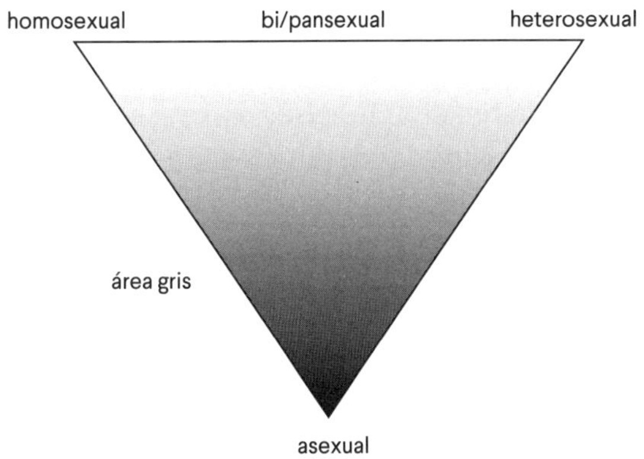

ticas del deseo sexual. Cuanto más abajo, menos pulsión erótica existe. El vértice inferior del triángulo lo ocupan los asexuales puros.

Andrea vivía en Madrid y tenía diecinueve años cuando la conocí, en 2016. Era gris-bisexual, lo que quiere decir que puede llegar a sentir excitación en momentos muy concretos y bajo determinadas circunstancias, pero que el sexo no es para ella el sustento de una relación ni algo interesante en sí mismo. Su primera pareja había sido un chico demisexual. Los demisexuales solo sienten atracción hacia aquellas personas con las que tienen una conexión emocional muy fuerte, no pueden separar el sexo del amor romántico. El segundo novio de Andrea fue un chico de sexualidad convencional (un alosexual, en su terminología), y después de una primera etapa de normalidad la relación fracasó: «No me sentía cómoda teniendo el sexo tan presente. Era como ver comer a alguien cincuenta hamburguesas seguidas cuando tú con una te sacias.»

La búsqueda de un entorno social propicio y benévolo en el que poder comportarse con naturalidad y tener relaciones de todo tipo es la mayor dificultad de los asexuales. No quieren que se les confunda con los célibes o con los que dejan de practicar sexo por razones morales; no quieren que se les atribuyan problemas hormonales o falta de libido; y no quieren que se sospeche que tienen miedo u odio al sexo. Piden simplemente que su comportamiento sea considerado una orientación sexual más. Andrea no cree que su vida sea menos plena o satisfactoria por no tener ese instinto erótico casi depredador que tienen la mayoría de las personas en la juventud. «Si existe el sexo sin amor, ¿por qué no puede existir el amor sin sexo?», dice. «Nada es blanco o negro. Para algunos de nosotros, una simple caricia o un abrazo pueden ser considerados como trato erótico. Para otros, un beso. Y para otros, la genitalidad y el coito. No hay por qué hacer clasificaciones tajantes. Solo reclamamos que se respete a cada uno en su singularidad y que no se crea que somos bichos raros.»

En 2011 surgió un sitio web alrededor del que poco a poco se ha ido creando una comunidad en todo el mundo: NoFap. Según explican, «acuñamos nuestro nombre del término *fap,* que se originó en los cómics manga como una onomatopeya que representa el sonido de la masturbación». Y detallan su punto de partida y sus objetivos: «Ofrecemos todas las herramientas que nuestros usuarios necesitan para [...] dejar el uso de la pornografía y liberarse de los comportamientos sexuales compulsivos. [...] NoFap ayuda a nuestros usuarios a superar sus adicciones sexuales para que puedan curarse de las disfunciones inducidas por la pornografía, mejorar sus relaciones y, en última instancia, vivir sus vidas más satisfactoriamente.»

Y continúan: «Nos referimos al proceso de recuperación de la adicción a la pornografía como *reiniciar*. La investigación ha demostrado que el uso intensivo de la pornografía puede cambiar las vías neuronales del cerebro y causar adicción, cambios hormonales y disfunción sexual. El proceso de reinicio está destinado a devolver a estas vías neuronales su configuración de fábrica, por así decirlo. El reinicio es un proceso personal sin un único enfoque correcto. Desafiamos a nuestros usuarios a que se abstengan de la pornografía, la masturbación o incluso el sexo por completo durante un periodo de tiempo.»

Quizá ese auge de la pornografía y esa hipersexualización social han originado un nuevo modelo de transgresión paradójica: la castidad. La desobediencia y el desacato –siempre asociados al comportamiento sexual– se manifiestan, por oposición, mediante el control y la abstinencia. El cinturón de castidad femenino está inventado desde la Edad Media, cuando los soldados se marchaban a la guerra y abandonaban a sus esposas durante años. Pero en los últimos tiempos se han popularizado también los cinturones de castidad masculinos, unos dispositivos rígidos que abrazan el escroto, se ajustan sobre el pene y se cierran con llave para que no puedan ser retirados discrecionalmente. De ese modo se reprime la erección y se impide –o se limita– el orgasmo.

Los cinturones de castidad son muy usados en las relaciones sadomasoquistas por su capacidad de anulación, de humillación y de control. Pero hay otras personas que los usan por razones diferentes. Tener menos orgasmos, dicen, hace que cuando finalmente tienes uno sea más intenso y se multiplique el placer. Ayuda también a evitar la obsesión genital y a buscar otras formas de estimulación en el resto de las zonas erógenas. Obliga a concentrar toda la atención en las necesidades sexuales de la pareja y en su goce. Y permite, por último, tener la sensación de excitación permanente, incluso después de una relación sexual, lo que para algunas personas resulta muy satisfactorio.

Nadie puede establecer cuál es la actividad sexual óptima. Parece razonable admitir –al margen de consideraciones morales y existenciales de cualquier tipo– que la castidad absoluta contraviene a la naturaleza y puede conllevar diversos problemas emocionales, aunque, como hemos señalado, las personas asexuales ni siquiera aceptan este mandamiento biológico. En cualquier caso, y con esta salvedad, las necesidades sexuales de un ser humano van cambiando con la edad –primero en ascenso y luego en declive–, son diferentes entre hombres y mujeres, y no se ajustan a ninguna norma. Existe la adicción al sexo y, como todas las adicciones, es patológica, pues restringe la libertad del individuo y le hace sentir rechazo hacia su propio comportamiento. Una frecuencia sexual de tres orgasmos al día puede producir un gran bienestar o un malestar intolerable, dependiendo de las circunstancias que concurran. Y así volvemos al punto de partida: ¿qué es la normalidad?

¿Soy yo normal?

Voy a hacer una confesión en primera persona para arrogarme una cierta autoridad: a lo largo de mi vida he mantenido relaciones sexuales bizarras en muchas de las disciplinas por las que discurre este breve ensayo. He tenido experiencias sádicas y masoquistas, he cultivado algunos fetichismos, he participado en orgías y, como ya he contado, tengo afición al voyerismo y –llegado el caso– al exhibicionismo. En algunos casos fueron actos accidentales, no deliberados, fruto del azar que acompaña siempre al sexo. En otras ocasiones, en cambio, hubo premeditación y búsqueda, curiosidad erótica. Está de más decir que unas fueron satisfactorias y hasta sublimes y otras fueron desagradables. Sí tengo la certeza –y a esto vengo– de que ni mi carácter ni mi salud mental fueron la causa de mi interés; de que no hubo desbocamiento ni escarnio ni mucho menos pecado; y de que, a pesar de la brutalidad contingente, siempre supe distinguir el bien del mal y comportarme en consecuencia.

Los psicólogos Dan Ariely y George Loewenstein, del MIT estadounidense, demostraron en un experimento que los hombres sobreexcitados sexualmente tienen la mente más abierta que los hombres sin sobreexcitación, en estado de normalidad. Al hacerles preguntas lujuriosas e incluso desagradables, los primeros respondían con más tolerancia o deseo que los segundos. Eran más receptivos al sadomasoquismo, al fetichismo y al sexo convencionalmente considerado como repulsivo.

Jesse Bering recuerda cómo en *El balcón,* la obra de Jean Genet, se muestran mejor que en mil experimentos científicos los efectos deformadores que tiene la lujuria en el comportamiento humano. Las personas embriagadas por el deseo sexual experimentan distorsiones cognitivas que las llevan a tener conductas que, en un estado de ánimo relajado, considerarían obscenas o peligrosas. Esta es la causa, por ejemplo, de la dificultad que existe para evitar embarazos no deseados, a pesar de toda la educación sexual que se imparta, y para controlar satisfactoriamente las enfermedades de transmisión sexual: en estado de celo, los seres humanos no se comportan racionalmente.

Podría parecer que esta exposición, a priori, nos previene contra la sexualidad *perversa,* entendiendo que cualquier exceso cometido en una relación ya de por sí libertina puede conducir al abuso, a la violencia o al delito. Es decir, simplificando la ecuación: si una persona de sexualidad convencional puede en situación de enajenación llegar a violar a otra, un sádico podría llegar incluso al crimen. Pero es más bien al contrario, porque la ecuación no contempla los deseos reprimidos. Ni una ni otro dejan de distinguir el bien del mal, pero la persona de sexualidad cautelosa niega cualquier instinto desviado y la persona perversa lo usa eróticamente a su favor, estableciendo un juego de reglas claro y de límites racionales.

Del mismo modo que un sistema autoritario –haciendo un símil político– está más expuesto a una revolución que un sistema democrático, diseñado para asimilar e incorporar las aspiraciones sociales de cada época, una personalidad severa sexualmente corre más riesgo de ser desbordada que una personalidad consentidora. Los abusos pedófilos, por ejemplo, han sido –estadísticamente hablando– mucho más frecuentes entre los sacerdotes católicos, sometidos a una moral estricta, que entre la población general, y eso es debido únicamente a las renuncias que conlleva el celibato y a los trastornos que genera.

El asesino puede encontrar en la heterodoxia sexual su camino homicida, pero el heterodoxo sexual –el *pervertido*– no se convierte en criminal por el hecho de serlo. No tiene ni siquiera más probabilidades, sino menos.

Por eso es imprescindible refundar la idea de perversión erótica desde otra mirada, sin moralismo ni patologización. Aparte de mis propias experiencias, he tenido contacto con decenas de personas –con muchas de ellas en la búsqueda de información para escribir este ensayo– que practicaban una sexualidad fuera de la norma. Solo una de esas personas me provocó recelos, aunque seguramente estaban causados por mis propios prejuicios. Era un hombre maduro, desastrado físicamente, tatuado en el cuello y en los brazos –que pudiera verse– y vestido íntegramente con ropas fetichistas. A pesar de que habíamos quedado para conversar, primero, y para que me mostrara luego su arsenal de instrumentos eróticos, desde el principio me trató con brusquedad y ramplonería, como si estuviera ante uno de sus sumisos sexuales. Se notaba que era un individuo descentrado y sin habilidades sociales, que representaba un papel mal aprendido. Probablemente era inofensivo, pero decidí interrumpir la cita después de la charla y no subí a su casa a ver sus cajas de dildos, arneses, lencería y herramientas de inmovilización.

Los juegos eróticos extremos exigen confianza en la pareja y experiencia. La asfixia o la autoasfixia erótica, por ejemplo, puede desembocar en muerte si hay un mal cálculo o una negligencia, de modo que debe realizarse siempre con prudencia. Si un coito simple ya requiere de un aprendizaje continuo –por eso la sexualidad adolescente tiene tantas carencias *técnicas*–, cuánto más lo requerirán aquellas prácticas que incorporan habilidades específicas.

Pero los juegos eróticos, además, exigen la superación del pudor, de la vergüenza y del miedo al ridículo. Y la superación también de esa asociación gris que se sigue haciendo entre perversidad sexual y desequilibrio psíquico. Cuando una persona siente por primera vez alguno de esos instintos *sucios* y desviados de la norma, inevitablemente se pregunta si tiene algún tipo de desarreglo mental o emocional. Hay que responder que no: esos instintos no normativos son perfectamente normales.

Según el famoso estudio Kinsey de 1948, el 75 % de los hombres estadounidenses eran técnicamente desviados sexuales, atendiendo a los criterios de salud mental de la época. Es cierto que esos criterios han ido evolucionando y algunas de las desviaciones de entonces, como la homosexualidad, dejaron de serlo hace tiempo. Pero también es cierto que cualquier investigación sexual sustentada solo sobre el testimonio de los propios investigados tiene un alcance muy limitado, porque en estos asuntos todos acostumbramos a mentir, a veces por discreción y a veces por fanfarronería. Tal vez la neurociencia nos permita en algunos años descubrir perfiles eróticos orgánicos y procesos evolutivos del cerebro en lo referido a la sexualidad. Eso sin duda nos acercaría a algunas claves importantes, pero es dudoso que cambie lo esencial: existen muy pocas cosas universales cuando hablamos de la sexualidad humana.

La educación sentimental debería comenzar por desvincular el amor del sexo, reclamando para el erotismo un espacio propio no condicionado y reivindicando el hecho incuestionable de que el sexo no excluye los afectos, pero tampoco los necesita. El amor ha salido históricamente dañado por esa confusión pseudorreligiosa.

La excitación erótica nace a menudo de situaciones extrañas. Hay personas miopes que sienten un ardor especial cuando ven a su pareja llevando sus gafas. Los anortografofílicos se excitan cuando alguien comete faltas de ortografía. Los psicrófilos experimentan un cierto paroxismo cuando tienen mucho frío y ven a sus compañeros sexuales temblar. Y los saliromaníacos obtienen placer al ensuciar, dañar o romper la ropa de su pareja. ¿Es ridículo? Sin duda. ¿Pero acaso no es ridículo también el acto sexual más convencional? ¿Un hombre y una mujer fornicando en la postura del misionero no son grotescos, si lo valoramos en los términos espirituales que nos sirven de medida para determinar el carácter semidivino del ser humano? Sudor, postura forzada, acoplamiento, animalidad, instinto primario, pensamientos sucios.

El erotismo puede ser el acto humano más ridículo o el más sublime, pero solo tiene dos reglas: el placer y el consentimiento responsable. Cualquier comportamiento sexual que produzca placer y no se ejerza para dañar a alguien –para dañarlo en contra de su deseo– es absolutamente normal y aceptable. El orgasmo nos muestra a Dios. Únicamente debemos cuidar de que nadie tenga que ver al diablo para que nosotros podamos alcanzar nuestra religiosidad más pura.

Agradecimientos

José Serralvo compartió conmigo –desde el principio del proyecto– algunos libros y algunos hilos de Ariadna fundamentales.

Sara R., Alberto S. B., Miguel X. y José Manuel Gómez me contaron algunas de las historias que aparecen en el libro y me ayudaron a entender las prácticas más escurridizas.

Toni Mondragón y Lorena Berdún, en su calidad de sexólogos profesionales, leyeron el manuscrito para encontrar en él errores u opiniones descarriadas.

Palmira Márquez e Isabel Obiols mejoraron el texto con sus observaciones.